D1728382

Dr. Vera Rosival

Wegweiser zur Naturheilkunde

Mit homöopathischer Hausapotheke

Dr. Vera Rosival Verlag
München

Dr. Vera Rosival
Wegweiser zur Naturheilkunde

Wichtiger Hinweis

Die Darstellungen medizinischer Zusammenhänge in
diesem Buch weichen teilweise von der allgemein an-
erkannten Wissenschaft ab.
Es ist jedem Leser überlassen, in eigener Verantwor-
tung zu entscheiden, ob und inwieweit die vorgestell-
ten Informationen und Behandlungsarten für ihn eine
Alternative zur üblichen Behandlung darstellen.
Berücksichtigen Sie auch, daß es bei jeder Selbstbehandlung Grenzen gibt. Wenn sich Ihr Zustand während der Selbstbehandlung verschlechtert, müssen
Sie unbedingt einen Arzt aufsuchen!

1. Auflage 1990
© Copyright Dr. Vera Rosival
Alle Rechte vorbehalten. Nachdruck, auch auszugsweise, sowie Ver-
breitung durch Film, Funk und Fernsehen, durch fotomechanische
Wiedergabe, Tonträger und Datenverarbeitungssysteme jeder Art nur
mit schriftlicher Genehmigung des Verlags.

Redaktion: Kurt Gallenberger, Pischetsried
Herstellung: Schneider Druck, Zeitlofs
Umschlaggestaltung: Zoltan Salamon, Preßburg
Illustrationen: Ernst Ebner, Bad Brückenau

Dr. Vera Rosival Verlag, München
ISBN 3-928355-007

Ein Dankeschön

Dieses Buch konnte entstehen, weil mich eine ganze Reihe von Menschen unterstützten. Ihnen gilt an dieser Stelle mein ganz besonderer Dank. Er richtet sich vor allem an meine Patienten und die Zuhörer bei meinen Vorträgen, die mich immer wieder drängten, endlich dieses Buch zu schreiben, sowie an meinen Mann und Manager Peter für seine tatkräftige Hilfe bei allem, was ich nicht mehr selbst erledigen konnte, und seine guten Nerven, wenn mir alles über den Kopf zu wachsen drohte. Ich bedanke mich bei meinen Töchtern Bibiana und Petra, die mir nicht nur in der Praxis helfen, sondern mich wegen meines zeitaufwendigen beruflichen Engagements auch sehr oft als Mutter vermissen müssen.

Mein herzlicher Dank gilt auch unserer Arbeitsgruppe für Naturheilkunde: Herrn Dr. med. Gerhard Messerer, Herrn Dr. med. Ulrich Glaser, Herrn Dr. med. Sigfried Wagner, Frau Anita Fischer und Frau Christine Lotz. Sie alle trugen durch den Austausch von Erfahrungen und Fachwissen bei unseren gemeinsamen Treffen wesentlich zur Bereicherung dieses Buches bei. Bedanken möchte ich mich auch bei meinem Redakteur Kurt Gallenberger, der mit viel Geduld und Ordnungssinn dem Buch seine jetzige Form gab.

Über dieses Buch

Mit diesem Buch möchte ich Ihnen einen Weg zeigen, wie Sie möglichst gesund und glücklich in dieser belasteten Welt leben können. Alle darin enthaltenen Aussagen beruhen auf meinen Erfahrungen in der Praxis und den Zusammenhängen, die ich dabei erkennen konnte. Obwohl einige dieser Erkenntnisse nicht wissenschaftlich bewiesen sind, möchte ich damit nicht einen Wissenschaftsstreit entfachen. Ich betrachte meine Darstellungen als den Versuch, die Wahrheit über die Hintergründe herauszufinden, die zu den zunehmenden Erkrankungen von Menschen, vor allem Kindern, führen.
Ein wichtiges Motiv für mich ist auch, Anregungen zu geben, die von anderen überprüft und bewiesen oder widerlegt werden können, um meine sanfte und schmerzfreie Behandlungsweise möglichst vielen Menschen von Kindheit an zugänglich zu machen und sie vor Krankheiten zu schützen. Denn gerade Kinder sind uns Erwachsenen hilflos ausgeliefert, doch sind sie die Zukunft von uns allen und eines jeden Staates.

Inhalt

Einleitung

Wer hat es nicht schon bei sich selbst oder bei Freunden erlebt: Ein Mensch wird krank und kein Arzt kann ihm helfen. Nach dem ersten lähmenden Gefühl wird er selbst aktiv und experimentiert mit allem, was sich ihm an Möglichkeiten anbietet. Ich habe schon viele Menschen in dieser Situation erlebt. Aus dieser Erfahrung heraus möchte ich allen, die sich in einer ähnlichen Lage befinden, mit diesem Buch eine Orientierungshilfe geben. Vor allem aber ist es für meine lieben Patienten geschrieben, die mich durch ihr Gesundwerden davon überzeugt haben, daß mein Weg der biochemisch-homöopathischen Stoffwechselregulation richtig ist. Schon vielen konnte ich das angenehme Gefühl zurückgeben, morgens fit aufzustehen, sich gut gelaunt auf den Tag zu freuen und mit viel Kraft den täglichen Pflichten nachzugehen. Was gibt es Schöneres als vital und gesund zu bleiben?

Auch wenn einmal unsere Ärzte mit ihrem schulmedizinischen "Latein" am Ende sind, ist dies noch kein Grund zur Verzweiflung. Es gibt einige andere Heilberufe, deren oberstes Ziel ebenfalls die Heilung von Menschen ist, und die über andere Möglichkeiten verfügen als die Mediziner. Obwohl naturheilkundliche Methoden gerade bei sogenannten "unheilbaren" Fällen auf beachtliche Erfolge verweisen können, werden sie von der Schulmedizin manchmal noch leichtfertig als Methoden von Scharlatanen abgetan. Oft genug äußern sich angebliche "Fachleute" über die Homöopathie, obwohl sie herzlich wenig davon verstehen. Wer jedoch ohne vertiefte Kenntnisse über sie ein Urteil fällt, stellt damit nicht die Homöopathie, sondern sich selbst in Frage.

Wir Menschen am Ende des 20. Jahrhunderts wollen häufig nur das als wahr anerkennen, was die Wissenschaft durch Beobachtung, Vergleich, Experimente und Beweise als "Wahrheit" verkündet. Dabei wird jeder Wissenschaftler bereitwillig zugeben, daß wir noch längst nicht alles erforscht, verstanden oder bewiesen haben, was unsere Welt an Besonderheiten für uns bereit hält. Ungeachtet dessen werden viele

Behandlungsmethoden, die trotz fehlender wissenschaftlicher Erklärung immer wieder wirksam sind, nach wie vor als Selbsttäuschung bezeichnet.

Ich kann diesen Standpunkt nicht teilen. Obwohl ich mich lange wissenschaftlich mit der Biochemie beschäftigt habe, wollte ich doch bisher unbewiesene Phänomene, wie zum Beispiel das Wirkprinzip der Homöopathie, deshalb nicht ablehnen. Und seltsam, je mehr ich mich in die biochemischen Prozesse bei Funktionsstörungen des Stoffwechsels vertiefte, umso verständlicher wurde mir die Wirkung von vielen homöopathischen Mitteln. So begann ich, meine eigene Behandlungsmethode zu entwickeln: Die biochemisch-homöopathische Stoffwechselregulation oder kurz BHSR.

Bei meinen theoretischen Studien und in der Praxis lernte ich, daß fast alle Erkrankungen eine Störung des Stoffwechsels darstellen und wie man sehr schnell deren Ursachen erkennen kann. Das Problem ist nur, an der richtigen Stelle und auf die richtige Weise einzugreifen. Sehr viel hängt dabei von der Konstitution und der Selbstdisziplin des Patienten sowie von der Intuition und dem Wissen des Therapeuten ab.

Dieses Buch kann einen geschulten Therapeuten sicher nicht ersetzen, aber es soll Ihnen zeigen, mit welchen Denkmodellen die Naturheilkunde arbeitet, welche therapeutischen Möglichkeiten sie bietet und wie sie mit Hilfe einer homöopathischen Hausapotheke sich auch selbst behandeln können. Bei meinen Ausführungen werden einige Begriffe aufgeführt, die Sie vielleicht noch nicht kennen. Falls Sie mehr darüber erfahren wollen, habe ich am Ende des Buches ein kleines Lexikon der Fachbegriffe zusammengestellt. Ich hoffe, daß Sie mit Hilfe dieses Buches schneller den Weg zur Naturheilkunde finden, denn Krankheiten gibt es viele, Gesundheit nur eine.

Ihre Dr. Vera Rosival

*"Des Arztes höchste und einzige Berufung ist es, kranke
Menschen gesund zu machen, was man Heilen nennt."*

Samuel Hahnemann

1. Behandlungsmethoden
der Naturheilkunde

1.1 Schulmedizin und Naturheilkunde

Bei einer Erkrankung sollte der Arzt eine dauerhafte Wiederherstellung der Gesundheit auf einem sanften, kurzen und zuverlässigen Weg
erreichen. So klar dieses Ziel seit den Anfängen der Medizin formuliert
wurde, so schwer ist es gleichzeitig zu erreichen. Vorläufiger Endpunkt
der medizinischen Fortentwicklung ist das, was wir alle kennen: Ein
riesiger Apparat von Ärzten, Forschern und Pharmafirmen, der sich
mit einem Milliarden Aufwand darum bemüht, Krankheiten zu diagno-
stizieren, zu erforschen und chemische Stoffe zu entwickeln, die die
Krankheiten oder zumindest die Symptome bekämpfen.

Immer mehr muß sich der Arzt, Forscher oder Pharmazeut speziali-
sieren, muß eine Unzahl von Details kennen und verliert dabei zunehmend den Überblick über die Zusammenhänge. So ist es kein Wun-
der, daß die entwickelten Heilmittel zwar gezielt ein Krankheitssym-
ptom bekämpfen, über den Schaden aber, den sie an anderer Stelle und
zu einem späteren Zeitpunkt anrichten, häufig viel zu wenig bekannt
ist. Mehr und mehr enttäuschte Menschen wenden sich deshalb
wieder einer Medizin zu, die den ganzen Menschen betrachtet und
heilt.

Der Fortschritt in der Schulmedizin ist auch so weit gegangen, daß wir
für jedes Organ und für jeden Körperabschnitt einen anderen Arzt
brauchen. Die Folgen dieser Entwicklung möchte ich an einem Beispiel
zeigen: Wenn Sie an Neurodermitis leiden, gehen Sie zuerst zum
Hautarzt. Sie bekommen dort Cortison, wodurch der Ausschlag verschwindet und die Neurodermitis unterdrückt wird, die Erkrankung
aber geht nach innen. Als Folge können Sie Asthma oder Colitis

(Darmentzündung) bekommen. Beim Hautarzt gelten Sie zwar als geheilt, doch landen Sie jetzt beim Lungenspezialisten oder beim Gastroenterologen. Ich will ihnen die Fortsetzung dieser Geschichte ersparen, sie geht bei manchen Patienten fast endlos weiter. Jeder Arzt behandelt mehr oder weniger nur das Organ, auf das er spezialisiert ist. Unberücksichtigt aber bleibt, daß die erkrankten Organe und der Mensch eine Einheit sind, und man bei der Therapie diese Zusammenhänge nicht aus den Augen lassen darf. Eine umfassende Heilung ist erst dann erreicht, wenn sowohl Körper wie Geist im vollkommenen Gleichgewicht sind. Man nennt dieses Gleichgewicht Homöostase.

Doch lassen wir uns nicht beirren! Auch wenn der Streit zwischen Naturmedizin und Schulmedizin so alt ist wie die Schulmedizin selbst, im Zweifelsfall kann sich die Naturmedizin auf die älteren Quellen berufen. Denn schon vor 7000 Jahren wußten chinesische Ärzte, daß nur das Gleichgewicht des Körpers, symbolisiert durch Yin und Yang, eine vollkommene Gesundheit bedeutet. Auf diesem Grundsatz beruht die traditionelle chinesische Medizin ebenso wie alte und neue Formen der Akupunktur, oder eben auch: die Homöopathie.

1.2 Die Geschichte der Naturheilkunde

Die älteste aller naturheilkundlichen Methoden ist die aus China stammende Akupunktur (acus = Nadel und punctura = Einstich), die aus Zeiten lange vor jeder Geschichtsschreibung überliefert wurde. Sie entstand in der Tradition der chinesischen Mythologie und beruft sich auf die zwei Halbgötter Schen-Nung und Chuang-Ti. Während Schen-Nung zugeschrieben wird, das erste Herbarium mit Heilpflanzen zusammengestellt zu haben, befaßte sich Chung-Ti (auch "gelber Kaiser" genannt) mit der menschlichen Anatomie und entwickelte die Grundlagen der Akupunktur. Aus archäologischen Funden ist bekannt, daß bereits vor 7000 Jahren Akupunkturnadeln aus Knochen hergestellt und Heilpflanzen medizinisch eingesetzt wurden. Doch erst runde 5000 Jahre später, etwa um 2000 vor Christus, fanden Nadeln aus Metall Verwendung und bildeten die Grundlage für das, was wir heute die klassische Akupunktur nennen.

Im 17. Jahrhundert gelangte das Wissen um die Akupunktur durch Kaufleute nach Holland. Der holländische Chirurg Ten Rhyne, der für die Ostindische Handelsgesellschaft in China arbeitete, war von dieser Heilmethode so begeistert, daß er 1683 die Prinzipien der Akupunktur in einem Buch niederschrieb. Die weitere Verbreitung in Europa verdanken wir einigen in China als Missionare tätigen Jesuiten, die nach ihrer Rückkehr diese Philosophie in alle Länder trugen.

Einen medizinischen Ansatz, der ähnlich wie die Akupunktur den Menschen als Ganzes betrachtet, finden wir in Europa erstmals in der Antike bei dem berühmten griechischen Arzt Hippokrates, der im Jahr 460 vor Christus auf der Insel Kos geboren wurde. Er richtete sein Augenmerk stets auf den Gesamtzustand des Erkrankten und kümmerte sich nicht nur um das betroffene Organ. Nach seiner Lehre sollte das gesamte Erscheinungsbild eines Menschen zur Diagnose herangezogen werden und bei der Therapie lediglich die natürliche Selbstheilung des Organismus unterstützt werden.

Auch der Arzt und Naturforscher Paracelsus (1493 bis 1541) suchte nach gesamtheitlichen Heilmitteln und führte die noch heute in der Homöopathie verwendeten Mittel Blei, Schwefel, Eisen, Arsen, Kupfersulfat und Kaliumsulfat in den Heilschatz ein. Er gewann als erster eine Vorstellung von den "Stoffwechselkrankheiten" und meinte bereits, daß viele Krankheiten durch spezifische Erreger hervorgerufen werden.

Der große Durchbruch in der modernen gesamtheitlichen Medizin gelang dem Begründer der Homöopathie Samuel Hahnemann (1755 bis 1843). Er entdeckte bei der Suche nach den Ursachen der Heilkräfte von Arzneimitteln ein neues Prinzip. Als er wissen wollte, warum das damals übliche Fiebermittel Chinin überhaupt wirkte, fand er, daß Chinin beim Gesunden genau die Symptome hervorrief, die es beim Kranken bekämpfte. Um eine Giftwirkung zu vermeiden, verdünnte er die Ausgangssubstanz immer mehr. Erstaunlicherweise blieb die medizinische Wirksamkeit auch bei hoher Verdünnung erhalten. Die Ähnlichkeit der künstlich erzeugten Symptome mit denen der Krankheit brachte ihn auf seine "Ähnlichkeitsregel" und gab der Homöopathie ihren Namen. Der Begriff Homöopathie stammt von den griechischen Wörtern "homoios" (=ähnlich, gleich) und "pathein" (=empfinden, leiden).

Hahnemann testete bereits Hunderte von Substanzen auf ihre Wirkung. In seinem "Organon der rationellen Heilkunde" sind die Grundsätze der Homöopathie und die Ergebnisse seiner Versuche festgehalten. Obwohl seine Ähnlichkeitsregel "Similia similibus curantur" (Ähnliches wird mit Ähnlichem geheilt) im Prinzip schon von Hippokrates und Paracelsus praktiziert worden war, hatte auch er stets gegen den heftigen Widerstand seiner Ärztekollegen zu kämpfen. Erst heute deutet sich hier ein Wandel in der Einstellung der Medizin an.

1.3 Homöopathie

Was will die Homöopathie?

Hahnemann hat uns gelehrt: Wähle ein Mittel um sanft, schnell, gewissenhaft und dauerhaft zu heilen. Arzneien sind nicht durch ihre Substanz allein heilend, denn große Mengen wirken schädlich, während geringe "homöopathische" Gaben beim Kranken einen Reiz hervorrufen, der die Krankheit auslöscht. So wirkt zum Beispiel Coffein in großen Dosen belebend und appetitanregend, in homöopathischer Verdünnung aber beruhigend und einschläfernd. Homöopathische Mittel wirken nicht chemisch, sondern regen den Körper energetisch an, sein Gleichgewicht zu erreichen.

Die Homöopathie hat ganz wesentliche Vorteile:
*   sie ist nicht schädlich,
*   sie ist wirksam, wenn sie richtig eingesetzt wird, und
*   sie ist billig.

Man kann sie im akuten Fall ebenso einsetzen, wie sie bei chronischen Erkrankungen und Leiden wirksam ist. Die Homöopathie betrachtet den Menschen als Ganzes, also den Körper und die Seele zusammen. "Man muß daran glauben" meinen viele Menschen. Wenn das so wäre, würde die Homöopathie nicht bei Tieren und kleinen Kindern wirken - und gerade da hilft sie am besten. Kleine Kinder und Tiere besitzen eine größere Reaktionsfähigkeit auf homöopathische Mittel, weil sie unbelasteter sind als Erwachsene.

Ein falsches oder, wie Homöopathen sagen, nicht angezeigtes Mittel ruft im schlechtesten Fall vorübergehend die Symptome des verabreichten Mittels hervor (-> Arzneimittelbild), aber es schadet dem Körper nicht! Zum Erfolg allerdings führt nur das richtig gewählte Mittel oder manchmal eine Kombination von mehreren. Wird eine homöopathische Behandlung verantwortungsbewußt und gezielt durchgeführt, läßt ein Erfolg meist nicht lange auf sich warten. Homöopathie kann immer eingesetzt werden, auch als Zusatzbehandlung zu allopathischen (chemisch wirkenden) Mitteln und Therapien, bei denen man auf die Schulmedizin nicht verzichten kann. So muß beispielsweise bei chronischem Nierenversagen auf jeden Fall eine Dialyse (maschinelle Blutreinigung) durchgeführt werden, um den Patienten am Leben zu erhalten.

Doch sollte bei einfachen Erkrankungen immer zuerst eine homöopathische Regulation des Körpergleichgewichts hergestellt werden. Denn während die Schulmedizin in vielen Fällen versucht, mit Medikamenten die Symptome der Krankheit zu unterdrücken oder die Krankheitserreger abzutöten, kann die Homöopathie die Selbstheilungskräfte mobilisieren und eine Selbstregulation aller körperlichen und seelischen Abläufe erreichen. Die Homöopathie ist also eine Regulationstherapie und deshalb nicht mit der Phytotherapie zu verwechseln. Bei dieser werden pflanzliche Heilmittel nach schulmedizinischen Grundsätzen eingesetzt. In der Homöopathie werden manchmal dieselben pflanzlichen Ausgangsstoffe, aber auch mineralische, chemische und tierische angewandt, sie werden jedoch auf besondere Weise aufbereitet (-> Potenzen).

Grenzen der Homöopathie

Auch die Homöopathie ist eine ärztliche Heilweise. Um Gewißheit über das Krankheitsbild zu bekommen und um die für Ärzte geltenden rechtlichen Bestimmungen zu erfüllen, kann man in vielen Fällen auf eine exakte Labordiagnose nicht verzichten. Blutbild, Senkung, Blutdruckmessung und andere geeignete Untersuchungen müssen deshalb bei ernsten Erkrankungen auch vom Homöopathen durchgeführt werden.

Die Homöopathie ist eine Wissenschaft, die erlernt sein will. Folglich können ihre Erfolge, vor allem in komplizierteren Fällen, nur so gut sein wie die theoretischen und praktischen Kenntnisse des Therapeuten. Wenden Sie sich deshalb an jemanden, der möglichst viel Erfahrung besitzt. Ein medizinischer Doktortitel allein gibt darüber noch keine Auskunft. Homöopathische Arzneien wurden passend zu allen bekannten Krankheitsbildern entwickelt. Doch gibt es auch "neue" Krankheiten oder Krankheitsbilder mit bisher unbekannten Symptomen, so zum Beispiel die Immunschwächekrankheit AIDS. Hier muß auch die Homöopathie erst geeignete Antworten finden. Eine besondere Bedeutung kommt dabei den Nosoden und der biochemischen Regulation durch Aminosäuren zu, da auch die beim Immungeschehen wichtigen Antikörper aus Aminosäuren bestehen.

Trotz richtiger Anamnese (Aufnahme der Krankheitsgeschichte) und richtiger Wahl eines Mittels kann es gelegentlich vorkommen, daß eine Heilung ausbleibt. Dafür kennt man eine Reihe von Ursachen:

1. Der Patient ist "revers", das heißt er ist physisch oder psychisch blockiert. Solche Blockaden können beispielsweise durch körperliche Störungen wie Narben und Amalgamfüllungen in den Zähnen entstehen, oder durch das Unterbewußtsein hervorgerufen werden.

2. Der Patient hat einen gestörten Schlafplatz. Die Wahl des richtigen Schlafplatzes ist weitaus bedeutender als man üblicherweise glaubt. Immerhin verbringt jeder Mensch dort etwa ein Drittel seines Lebens. Während des Schlafens erholt sich der Körper und sammelt neue Energien. Wird diese Erholungsphase durch äußere Einflüsse gestört, zum Beispiel durch elektromagnetische Felder oder Wasseradern, wird dem Körper Energie geraubt. Homöopathische Mittel verstärken scheinbar die Empfindlichkeit gegenüber solchen Störungen, da sie helfen, die Belastungen zu spüren.

3. Der Therapeut hat die "Der-die-das"-Regel nicht eingehalten. Diese Regel besagt, daß gleichzeitig der richtige Zeitpunkt, die richtige Potenz und das richtige Mittel gewählt werden müssen, um eine Heilung zu erreichen.

4. Wenn der biochemische Ablauf des Stoffwechsels sehr gestört ist, z.B. bei Verstopfung. In diesem Fall sammeln sich die bei den Verdauungsprozessen anfallenden Schadstoffe an, gelangen durch die Darmwand ins Blut und stören das empfindliche Gleichgewicht des Körpers.

Der Stoffwechsel, also der Auf- und Abbau aller Stoffe in unserem Körper, besteht aus zahllosen biochemischen Reaktionen, die alle ihren eigenen Ablauf haben. Jede dieser Reaktionen hängt wiederum von zumindest einer anderen ab, so daß die Gesamtheit aller biochemischen Vorgänge im Körper mit einem verflochtenen Netz verglichen werden kann. Hat das Netz ein Loch, ist es nicht mehr zu gebrauchen: Das Netzwerk der biochemischen Reaktionen ist an einer Stelle gestört, und dies führt zu einer Krankheit. Fast alle Krankheiten sind in diesem Sinne von einer Stoffwechselstörung abhängig und jede Krankheit ist das Ergebnis einer anderen Störung im Stoffwechsel. Deshalb sollte man jede Behandlung mit einer Stoffwechselregulierung beginnen. Greift man an der richtigen Stelle ein, ist der Patient geheilt.

Betrachtet man die Homöopathie unter dem Blickwinkel der Biochemie, sieht man viele homöopathische Mittel direkt in die biochemischen Reaktionen des Stoffwechsels eingreifen. Bei einer Verknüpfung der Erkenntnisse von Homöopathie und Biochemie kann deshalb ein besonders großes Spektrum an Krankheiten erfolgreich behandelt werden (-> biochemisch-homöopathische Stoffwechselregulation).

Kritik an der Homöopathie

Die Homöopathie arbeitet mit dynamisch behandelten »Verdünnungen« aller möglichen Substanzen. Ab der »Verdünnung« D23 (ein Teil Wirkstoff auf 10^{23} Teile Lösungsmittel) ist aus naturwissenschaftlicher Sicht kein einziges Teilchen dieser Stoffe mehr nachzuweisen. Ist die »Verdünnung« oder Potenz, wie die Homöopathen sagen, niedriger, so ist noch Substanz vorhanden und die Mittel können wie übliche Medizin wirken. Doch besitzen homöopathische Mittel auch dann noch eine Heilkraft, wenn sie extrem stark verdünnt sind. Solche Mittel nennt man Hochpotenzen. Ihre Wirksamkeit führen Homöopathen darauf zurück, daß von der dynamisierten Substanz Schwingungen oder Signale auf das Lösungsmittel übertragen und an den Körper weitergegeben werden.

Von den Gegnern der Homöopathie werden besonders die Hochpotenzen kritisiert und ihre Wirkung als Placebo-Effekt bezeichnet. Damit meinen sie, daß ein Patient durch Einbildung auch dann eine Erleichterung seiner Beschwerden verspürt, wenn er eine Tablette ohne Wirkstoffe bekommt. Eine Placebo-Wirkung verändert nicht nur die subjektive Befindlichkeit, die Verbesserung des Zustands läßt sich sogar mit Untersuchungen physiologischer Werte messen und spielt selbstverständlich bei der Prüfung schulmedizinisch-pharmazeutischer Medikamente eine Rolle.

Da das Verhältnis zwischen Arzt und Patient in der Homöopathie einen besonderen Stellenwert besitzt, argumentiert man gerne mit einem verstärkten Placebo-Effekt. Dem widerspricht jedoch die Tatsache, daß homöopathische Präparate bei Kindern und in der Tiermedizin besonders wirksam sind. Trotz unserer hoch entwickelten Wissenschaft ist bisher der Nachweis über die Wirkungsweise der Homöopathie nicht möglich gewesen.

Entgegen allen Einwänden belegen zahllose, durch Homöopathie geheilte Menschen den Erfolg dieser Heilmethode, doch die Wissenschaft bleibt bei ihrer Ablehnung. In der Geschichte lassen sich ähnliche Fälle finden: Auch Galileo Galilei wurde mit seiner Behauptung, daß sich die Erde um die Sonne dreht, belächelt und verurteilt. Und was ist einige Zeit später geschehen? Seine Ansicht ist selbstverständlich geworden. Wenn ein Neandertaler einen Stein geworfen hat, und dieser von alleine zur Erde gefallen ist, konnte er nicht wissen, daß in der Zukunft die Gesetze der Schwerkraft gefunden würden. Trotzdem konnte er mit den Steinen erfolgreich Tiere erbeuten.

Nur weil wir die Wirkungsweise der Homöopathie noch nicht ausreichend erklären können, sollten wir diese Methode nicht ablehnen. Besonders für chronische Erkrankungen ist sie oft eine hilfreiche und spezifische Therapie. Schon in ein paar Jahren wird die Homöopathie mit Sicherheit eine selbstverständliche Heilmethode sein, so sicher wie die Aussage, daß sich die Erde um die Sonne dreht.

Unterschiede bei den Homöopathen

Das Aufsuchen eines Homöopathen ist in schwierigen Fällen die wesentliche Voraussetzung, das richtige homöopathische Mittel zu finden. Der Therapeut muß dazu ein intensives Gespräch mit seinem Patienten führen und eine umfassende Anamnese erstellen. So kann er den Patienten mit all seinen Beschwerden und Krankheiten, seinen körperlichen, geistigen und seelischen Besonderheiten sowie seinen familiären und beruflichen Problemen kennenlernen. Soweit sind sich alle Homöopathen einig. Nun gibt es jedoch mehrere Richtungen in der Homöopathie, von denen jede für sich glaubt, alleine richtig zu sein.

Die *klassischen Homöopathen* nach Hahnemann vertreten die Ansicht, daß sie mit einem einzigen, richtig gewählten Mittel den ganzen Körper und Menschen heilen können. Sie suchen DAS MITTEL, das "Simile" oder "Konstitutionsmittel", und erreichen auch häufig den gewünschten Erfolg. Diese Vorgehensweise ist aber nicht einfach und wirkt nicht immer. Man darf nicht vergessen, daß Hahnemann vor 200 Jahren gelebt hat, daß es damals keine Amalgamplomben, keine Bleibelastung und keine Konservierungsstoffe gab. Auch entsprachen Ernährung und Umwelt noch mehr den natürlichen Bedürfnissen.

Klassische Homöopathen sollten deshalb zum Beispiel überlegen, wenn sie als Konstitutionsmittel Mercurius oder Argentum finden, ob die Symptome nicht die Folge von Amalgamplomben sein können (Amalgam enthält Mercurius = Quecksilber, Argentum = Silber). In einem solchen Fall ist das gesuchte Konstitutionsmittel "verdeckt" durch das Arzneimittelbild von Amalgam. "Sie müssen Geduld haben" ist der Satz, den sie dann oft hören. Um herauszufinden, ob das richtige Mittel verabreicht wurde, müssen klassische Homöopathen die Wirkung manchmal lange abwarten. Der ungeduldige Patient bekommt mittlerweile Placebo-Globuli mit dem Hinweis, daß es danach besser wird. Auf diese Weise kommt die Homöopathie in den unverdienten Ruf einer langwierigen Therapie.

Nach meiner Meinung ist es nicht richtig zu glauben, daß man mit einer Gabe Globuli alle chronischen Krankheiten, Impfschäden, Stoffwechselstörungen oder Umweltbelastungen beheben kann. In einem solchen Fall muß man zu Nosoden und eventuell zu mehreren Mitteln auch mit unterschiedlicher Potenz greifen.

Die *Anthroposophen* unter den Homöopathen sind der Meinung, daß man nur Potenzen bis D30 benützen sollte. Von höheren Potenzen weiß man, daß sie weniger auf den Körper als auf die Psyche wirken, und dazu, meinen sie, hätte man kein Recht. Nach meinen Erfahrungen bringen aber gerade die Hochpotenzen bei alten und kranken Menschen einen oft lebenswichtigen Energieschub. Auch lassen sich psychische Belastungen mit Hochpotenzen sehr gut regulieren. Angst vor Hochpotenzen kann nur jemand haben, der noch keine eingenommen hat. Wenn man als Therapeut am eigenen Körper mehrere passende und nicht passende Hochpotenzen ausprobiert, kann man die phänomenale Wirkung von passenden Hochpotenzen feststellen. Bei unpassenden Hochpotenzen bekommt man kurz (etwa 3 Tage) das Arzneimittelbild dieser Substanz oder auch gar nichts zu verspüren.

1.4 Homöopathische Heilmittel

Die Potenzen

Homöopathische Heilmittel werden, ausgehend von der Ursubstanz, in zahlreichen Schritten verdünnt und auf vorgeschriebene Weise verschüttelt. Dieses Herstellungsverfahren nennt man Potenzieren (Potenz = die Stärke). Nach der Verdünnung und Verschüttelung wird den Arzneien ein höherer Wirkungsgrad zugeschrieben als allein von ihrer stofflichen Konzentration zu erwarten ist. Flüssige Ausgangsstoffe werden je nach Löslichkeit mit Wasser oder Alkohol verdünnt, feste Substanzen mit Milchzucker fein zerrieben. Der vollständig gelöste bzw. zerriebene Ausgangstoff wird als Urtinktur bezeichnet. Aus dieser stellt man alle Potenzierungsstufen her.

Gibt man einen Teil Urtinktur auf neun Teile Verdünnungsstoff und verschüttelt auf vorgeschriebene Weise, so erhält man die Potenz D1 (D= Dezimalpotenz). Von dieser Verdünnung nimmt man wieder nur einen Teil (zum Beispiel ein Zehntel) und verschüttelt ihn mit neun gleich großen Teilen Verdünnungsmittel zur zweiten Dezimalpotenz (D2). In gleicher Weise verfährt man bei allen Potenzierungsstufen. Die Potenz D3 ist bereits im Verhältnis 1:1000 verdünnt, D6 im Verhältnis 1:1 000 000. Die »Verdünnungen« D1 bis D6 gelten als niedrige Potenzen, D12, D15 und D30 als mittlere Potenzen, und ab D30 spricht man von hohen Potenzen. Bis zu 1000 Potenzierungsschritte können aufeinander folgen. So entsteht zum Beispiel die Potenz D1000, manche Potenzen sind jedoch noch höher.

Je nach Vorgehensweise beim Verdünnen gibt es unterschiedlich benannte Potenzen, und zwar D-Potenzen, C-Potenzen und LM-Potenzen. Während man bei den bereits beschriebenen, vor allem in Deutschland üblichen D-Potenzen im Verhältnis 1:10 verdünnt, erfolgt bei den international üblichen C-Potenzen jeder Verdünnungsschritt im Verhältnis von 1:100. Dabei wird von der Ausgangssubstanz ein Teil genommen und auf 99 Teile Verdünnungsstoff gegeben und verschüttelt. LM-Potenzen werden beim ersten Schritt im Verhältnis von 1:50 000 verdünnt und nehmen somit eine Sonderstellung in der Homöopathie ein. Selbst ein Therapeut sollte eine LM-Potenz nur dann verwenden, wenn er sich bei der Auswahl des Mittels hundertprozentig sicher ist.

Die Wirkung unterschiedlicher Potenzen ist jeweils eine ganz andere. Je niedriger die Potenz ist, desto mehr Ursubstanz befindet sich in der Arznei, und umso körperbezogener ist die Wirkung. Je höher die Potenz dagegen ist, umso aggressiver oder mächtiger sind die im Mittel enthaltenen Schwingungen. Bei diesen Potenzen wurde die merkwürdige Entdeckung gemacht, daß sie vor allem bei akuten Erkrankungen tiefgehender und schneller wirken als niedrige Potenzen und auch mehr die seelischen Grundlagen der Erkrankung beeinflussen. Eine naturwissenschaftliche Erklärung gibt es dafür noch nicht.

Das Arzneimittelbild

In der Homöopathie werden Sie oft den Ausdruck "Arzneimittelbild" hören. Damit ist die Gesamtheit aller Symptome gemeint, für die ein homöopathisches Mittel zuständig ist. Wenn Sie ein Mittel über sechs Monate ständig einnehmen oder zuviel auf einmal verwenden, können Sie eine Art »Vergiftung« von diesem Mittel bekommen. Nehmen Sie zum Beispiel alle 10 Minuten 5 Globuli Arsenicum D2 oder D3, zeigt sich nach einer gewissen Zeit als Anzeichen einer Arsenvergiftung zum Beispiel Brechdurchfall. Umgekehrt verschwindet der Brechdurchfall nach einer Gabe Arsenicum D30.

Auf eben diesem Phänomen beruht das Prinzip der Homöopathie, Ähnliches mit Ähnlichem zu heilen. Das Arzneimittelbild beschreibt also einerseits die Symptome, die mit dem Mittel kuriert werden können, genau die gleichen Symptome werden andererseits beim Gesunden durch Überdosierung des Mittels hervorgerufen. Diesen Umstand benützt man auch, um die Wirkung neuer Mittel zu erproben. Bei einer Arzneimittelprüfung protokolliert man bei möglichst vielen gesunden Testpersonen alle Symptome, die sie nach Einnahme des Mittels entwickeln. Bereits Hahnemann hat zahllose solcher Arzneiprüfungen an sich selbst und an seiner Familie durchgeführt.

Mittlerweile werden seit nunmehr 150 Jahren homöopathische Mittel nach ihren spezifischen Inhalts-, Wirk- und Giftstoffen sowie nach den Symptomen beschrieben, die sie bei gesunden Menschen nach längerer Einnahme hervorrufen.

Sie verstehen nun, warum es nicht empfehlenswert ist, länger als sechs Monate dasselbe Mittel einzunehmen. Falls Sie ein Mittel wirklich länger brauchen, sollte man die Potenz ändern oder zumindest prüfen, ob die Einnahme noch notwendig ist. Das Auftreten eines Arzneimittelbildes kann durch eine Gabe des gleichen Mittels in Hochpotenz gelöscht werden. Wird das Arzneimittelbild durch eine Hochpotenz hervorgerufen, lindern mehrere Gaben einer niedrigen Potenz die Symptome. Bei einigen homöopathischen Begleitmitteln kommt es auch nach längerer Anwendung nicht zu einem Arzneimittelbild. Dazu gehören zum Beispiel die Mariendistel (Carduus marianus) oder Histaminum, ein Mittel gegen Allergie.

Die Konstitution

Sehr oft wird in der Homöopathie auch über die Konstitution des Menschen und das dazu passende "Konstitutionsmittel" gesprochen. Damit ist DAS MITTEL gemeint, das eine umfassende Regulation im Organismus vornimmt und auf diese Weise eine vollständige Heilung erreicht. Bei Kindern ist das Auffinden des Konstitutionsmittels verhältnismäßig einfach, denn die meisten Kinder lassen sich einem von drei Calcium-Typen zuordnen. Calcium nimmt sowohl aus medizinischer wie aus naturheilkundlicher Sicht gerade bei Kindern eine Schlüsselposition im Stoffwechsel ein, da es für viele Prozesse beim Wachstum (zum Beispiel beim Knochenaufbau) benötigt wird.

Calcium carbonicum ist das Konstitutionsmittel für ein Kind, das rund und langsam ist, sehr an der Mutter hängt, sich nicht gerne von ihr fortbewegt und am Hinterkopf schwitzt.

Calcium phosphoricum ist das Konstitutionsmittel für Kinder, die beweglich sind, aber nicht alleine sein können. Bei diesem Typ können Knochen und Gelenke schmerzhaft sein, die schwache Wirbelsäule läßt leicht Haltungsfehler entstehen, und die geistige und körperliche Erschöpfung kommt schnell.

Calcium fluoratum ist das Konstitutionsmittel für Kinder, die oft unter chronischer Mittelohreiterung leiden. Es hat eine Beziehung zur Nebenschilddrüse, d.h. zum Parathormon, und ist deshalb auch geeignet für Kinder, die an Allergien leiden, schlechte Zähne haben, die schnell gereizt, manchmal ängstlich und unfähig sind, sich geistig zu konzentrieren.

Verwendet man bei Kindern ein Calciumpräparat als Konstitutionsmittel, sollte es regelmäßig jeden Tag, aber nicht länger als drei Monate in einer niedrigen Potenz eingenommen werden. Diese Kur wird anschließend mit der Hochpotenz D200, eventuell auch unter Aufsicht eines Homöopathen mit D1000 oder C1000, beendet.

Mit zunehmendem Alter kann sich der Konstitutionstyp eines Kindes ändern und wird zu dem eines Erwachsenen. Die Homöopathie kennt bei Erwachsenen sehr viele Konstitutionstypen und -mittel. Auch wenn Sie einmal "Ihr Konstitutionsmittel" gefunden haben, heißt das noch lange nicht, daß sich dies im Leben nie mehr ändert. So können Sie zum Beispiel manchmal als Konstitutionstyp Sepia, manchmal Natrium muriaticum, Lachesis, Nux vomica oder Sulfur sein. Die Theorie, mit nur einem Konstitutionsmittel das ganze Leben lang alle Leiden eines Menschen zu heilen, sollte eigentlich schon längst überholt sein.

Die Einnahme von homöopathischen Mitteln

Erhalten sie von einem Arzt homöopathische Mittel, so sind dies meist kleine weiße Kügelchen, die man Globuli nennt. Sie bestehen aus reinem Milchzucker und sind mit dem homöopathischen Wirkstoff in der angegebenen Potenz getränkt. Dank der großen Oberfläche vieler solcher Kügelchen nehmen sie die Substanz und ihre Schwingungen sofort auf. Sie können dazu folgenden Versuch machen: Häufen Sie viele Globuli auf einen Teller und geben sie einen Tropfen farbige Tinte obenauf. In kürzester Zeit werden alle Globuli die entsprechende Farbe annehmen. In selteneren Fällen erhalten sie von einem Homöopathen weiße Tabletten. Bei ihrer Herstellung wurde Milchzucker mit einem festen, nicht löslichen Ausgangsstoff verrieben und in Tablettenform gepreßt.

Schließlich kann man homöopathische Mittel auch in der Urtinktur verwenden. Viele Mittel sind in der Urtinktur sehr giftig, zum Beispiel

Arsen oder Blei. Die meisten Urtinkturen sind alkoholische Lösungen, da die Wirkstoffe aus den natürlichen Rohstoffen mit Alkohol herausgelöst und nicht etwa mit chemischen Methoden künstlich erzeugt werden. Wird die Urtinktur mit Alkohol weiter verdünnt und in dieser flüssigen Form angewendet, hat man homöopathische Tropfen vor sich. Wegen der besseren Handhabung tropft man die aus der Urtinktur gewonnenen Potenzen (alkoholische Tropfen) aber meist über Globuli und verabreicht diese.

Bei der Einnahme homöopathischer Mittel sollten Sie einige Regeln beachten, um eine optimale Wirkung zu erzielen. Achten Sie darauf, die Mittel nicht mit Metallen in Berührung zu bringen; also nicht auf einem Metall-Löffel einnehmen, sondern in ein Glas geben! Auch sollten sie keine Menthol- oder Eukalyptusbonbons und keine stark riechenden Tees oder Kaffee zu sich nehmen, weil sonst die Wirkung der Arznei vernichtet werden kann.

Grundsätzlich ist es egal, ob sie 1, 2, 3 oder 5 Globuli nehmen. Lassen Sie sie aber auf jeden Fall langsam im Mund zergehen. Bei akuten Fällen, wenn Sie eine starke Wirkung erreichen möchten, müssen Sie alle fünf oder zehn Minuten zwei oder drei Globuli zu sich nehmen, oder die Globuli in ein Glas Wasser geben, auflösen und alle zehn Minuten einen Schluck trinken. Dies können Sie einen ganzen Tag lang durchführen und nachträglich, wenn die Symptome noch nicht verschwunden sind, dreimal täglich drei oder fünf Globuli einnehmen.

Die übliche Einnahme bei nicht akuten Erkrankungen sieht folgendermaßen aus, wobei 5 Globuli einer Tablette oder 5 Tropfen entsprechen:

Niedrige Potenzen (D1 bis D6): 3mal 5 Globuli täglich

Mittlere Potenzen (D12, D15): 1 bis 2mal 5 Globuli täglich

Die Potenz D30 hat eine Sonderstellung: Normalerweise nimmt man 1mal 5 Globuli wöchentlich. Nur in ganz dringenden Ausnahmefällen können 1mal 5 Globuli täglich eingenommen werden. Bei einigen Mitteln, zum Beispiel bei Aconitum D30 oder Arsenicum D30, ist eine besondere Vorgehensweise bei der Einnahme vorgeschrieben, um im Notfall die Wirkung zu verstärken: 3mal täglich, jeweils im Abstand von einer Stunde.

Höhere Potenzen (D60 und D100): 1mal 5 Globuli wöchentlich einnehmen.

Hochpotenzen (ab D200) dürfen grundsätzlich nur von einem Homöopathen verabreicht werden. Häufig sind D200, C200, D1000 und C1000, aber auch höhere Potenzen wie XM (10 000 Verdünnungsschritte) oder CM (100 000 Verdünnungsschritte). Diese Potenzen haben je nach Stärke eine Wirkung von vier bis sechs Wochen oder zwei bis drei Monaten. Ob die Einnahme wiederholt werden muß, entscheidet der Homöopath.

Die angeführten Richtlinien für die Einnahme gelten gleichermaßen für C-Potenzen. Generell sollte eine Behandlung mit homöopathischen Mitteln dann beendet werden, wenn Sie einen gesunden Zustand erreicht haben oder sich wieder gut fühlen.. Bei Verschlimmerung der Symptome (über die Erstverschlimmerung hinaus) sollte man auf eine andere Potenz umsteigen oder ein anderes Mittel verwenden.

Nosoden

Nosoden sind von Krankheitserregern gewonnene Toxine (Gifte) oder die Krankheitserreger selbst, die nach homöopathischem Prinzip potenziert und zur Therapie eingesetzt werden. Nosodentherapie oder Isotherapie nennt man diese Behandlung mit Nosoden. Von Auto-Nosoden spricht man, wenn die Nosoden aus krankem Gewebe oder Krankheitserregern des Patienten gewonnen und bei ihm selbst verwendet werden. Nosoden werden unter dreierlei Gesichtspunkten angewendet:

1. Alle Nosoden können als spezifisches Heilmittel (als Isotherapeutikum) bei der Krankheit angewendet werden, der sie entstammen. Im allgemeinen finden sie als Zwischenmittel neben den angezeigten homöopathischen Mitteln Verwendung.

2. Mit einem Teil der Nosoden wurden Arzneimittelprüfungen vorgenommen und auf diese Weise ein Arzneimittelbild gewonnen, zum Beispiel bei Tuberculinum, Medorrhinum, Luesinum, Pyrogenium und Psorinum. Diese Nosoden können deshalb nicht nur bei der spezifischen Krankheit, sondern auch nach der Ähnlichkeit des Arzneimittelbildes verordnet werden.

3. Nach überstandener Krankheit stellen die Nosoden ein ausgezeichnetes Mittel dar, die im Bindegewebe abgelagerten Gifte (Toxine) zur Ausscheidung zu bringen. Oft genug lassen sich in solchen Fällen nicht nur die Erregergifte, sondern auch noch Restbestände der Erreger in dauerhaften Krankheitsherden sowie nicht mehr infektiöse Erregeransiedlungen (Dauerausscheider) ausleiten.

Bei Anwendung von Nosoden kann man einen unmittelbaren Umschwung des Krankheitszustandes beobachten. Zweifellos wird die Nosodentherapie deshalb noch eine große Zukunft haben. Von besonderer Bedeutung sind hier die Erbnosoden Tuberculinum, Luesinum und Medorrhinum, die erfahrungsgemäß bei jedem chronisch kranken Patienten eine Rolle spielen. Selbstverständlich kann man Nosoden auch bei Kinderkrankheiten oder zur Ausleitung von Impfungen verwenden.

Erbnosoden

Eine Reihe von Krankheitssymptomen lassen sich auf bestimmte erbliche Belastungen zurückführen. Bekannt und weit häufiger als man glaubt sind Belastungen, die darauf beruhen, daß einige Generationen zurück die Vorfahren an einer Geschlechtskrankheit oder an Tuberkulose erkrankt waren. Da es noch keine Antibiotika gab, überlebten nur besonders widerstandsfähige Menschen, die jedoch krankheitsbedingte Schäden als Erbsignal von Generation zu Generation weitergaben. Zur Behandlung solcher Erblasten verwendet man die sogenannten Erbnosoden. Dies sind Nososden, die aus den Toxinen der Erreger von Geschlechtskrankheiten, Krätze oder Tuberkulose gewonnen werden. Die wichtigsten Erbnosoden sind:

Psorinum: Eine Erbnosode, die von der Krätze abgeleitet ist. Sie ist wichtig bei allen Hautausschlägen und bei Patienten, die Kälte und Wärme nicht gut regulieren können.

Tuberculinum: Für Menschen, deren Vorfahren an Tuberkulose erkrankt waren. Durch ihre Belastung haben sie nicht nur eine Neigung zu Hautausschlägen, sondern auch zu unregelmäßigem Schwitzen, Gelenkbeschwerden, Bronchitis und Asthma. Kinder haben Schwierigkeiten mit dem Schreiben in der Schule.

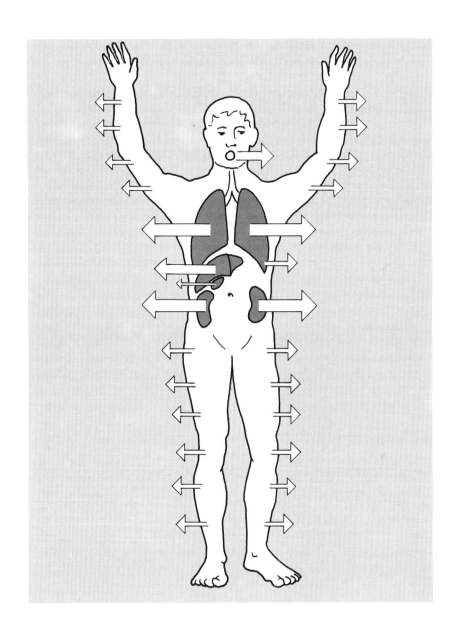

Abb. 1: Die Nosoden sorgen im Körper für Ordnung: Als Ausleitungsmittel veranlassen sie den Körper, Giftstoffe auszuscheiden.

Medorrhinum: Wird aus den Eiterherden von Gonokokken-Infektionen hergestellt. Gonokokken sind die bakteriellen Erreger des Tripper. Wer mit Medorrhinum belastet ist, hat ein schlechtes Bindegewebe oder neigt zu Warzen und Muttermalen. Bei Kindern treten Probleme mit dem Lesen auf.

Gonococcinum: Eine Nosode, die aus den Gonokokken selbst gewonnen wird. Die Symptome sind ähnlich wie bei Medorrhinum.

Luesinum: Patienten, deren Belastung dem Luesinum-Bild entspricht, neigen zu Gefäßproblemen wie beispielsweise Venenschädigungen, zu Herzinfarkt und Schlaganfall sowie Hautausschlag, zu Arthrose und Sehschwäche. Luesinum-Kinder haben Schwierigkeiten mit Rechnen.

Carcinominum: Diese Nosode findet bei Patienten Verwendung, die in der Anamnese Krebserkrankungen mit stark degenerativen Prozessen und Hauterkrankungen (zum Beispiel Psoriasis) aufweisen.

Erbliche Belastungen wie bei Tuberculinum, Medorrhinum und Luesinum beschrieben, kann man schon vor der Geburt im Mutterleib mit der sogenannten Eugenischen Kur beeinflussen. Alle diese Erbnosoden dürfen grundsätzlich nur nach Anleitung durch einen Homöopathen eingenommen werden.

1.5 Akupunktur

Grundlagen der Akupunktur

Die Akupunktur ist eine der ältesten medizinischen Methoden, die mit Hilfe von Reizung oder Stimulation sogenannter Akupunkturpunkte einen durch Blockaden gestörten Energiefluß im Körper wieder normalisiert. Wir verdanken diese Methode chinesischen Ärzten längst vergangener Epochen, doch sind noch heute große Akupunkturmeister in China zu finden.

Wichtigste Grundlage einer Akupunkturbehandlung ist das Wissen um die Energiebahnen, die sogenannten Meridiane. Sie beginnen oder enden immer an einer Hand oder einem Fuß und durchziehen auf unterschiedlichen Wegen den Körper. Mit jedem Organ steht zumindest ein Meridian auf klar definierte Weise in Verbindung. Es gibt 12

Hauptmeridiane, die in 6 symmetrischen Paaren verlaufen und nach inneren Organen benannt sind, sowie zwei unpaarige Meridiane in der Körper-Mittellinie. Von den Chinesen wurden die Meridiane in zwei Gruppen eingeteilt: Yin-Meridiane stellen die strömende Energie dar, sind jedoch auch immer die schwächeren Meridiane. "Erde", "weiblich", "kalt" und "dunkel" sind die Begriffe, die ihnen zugeordnet werden. Gegenspieler dazu sind die stärkeren Yang-Meridiane, die mit den Begriffen "Himmel", "männlich", "warm" und "hell" belegt werden und die ihre Energie immer an die Yin-Meridiane abgeben sollten.

Yang-Meridiane		Yin-Meridiane
Dickdarm	←⟶	Lunge
Magen	←⟶	Milz/Pankreas
Dünndarm	←⟶	Herz
Blase	←⟶	Niere
Galle	←⟶	Leber
Dreifacher Erwärmer (Drüsen)	←⟶	Kreislauf/Sexualität
Konzeptionsgefäß	unpaarig	Lenkergefäß

Die Meridiane eines Paares beeinflussen sich gegenseitig. Zwei Beispiele: Besteht im Darm eine Dysbiose (krankhaft veränderte Zusammensetzung der Darmbakterien), so kann er weniger Energie an seinen Partner-Meridian Lunge abgeben. Tatsächlich bekommen Sie in einem solchen Fall wesentlich leichter eine Lungenerkrankung, zum Beispiel eine Bronchitis. Oder ist die Bauchspeicheldrüse (Pankreas) im Übermaß beansprucht, so muß der Magen-Meridian so viel Energie abgeben, daß er selbst erkrankt. Als Folgen treten beispielsweise Magengeschwür oder Gastritis (Magenschleimhautentzündung) auf.

Auf den Energiebahnen der Meridiane liegen viele Akupunkturpunkte (80 sind besonders bedeutend), die gleichzeitig wichtige Knotenpunkte des Stoffwechsels darstellen. An diesen Punkten kann man von außen auf den Energiestrom des Meridians Einfluß nehmen und damit eine Regulation vornehmen. Meist genügt dazu ein kleiner Reiz durch den Einstich einer Nadel (Akupunktur), durch Druck (Akupressur), durch Massage (Akupunkturmassage), durch einen schwachen Stromreiz

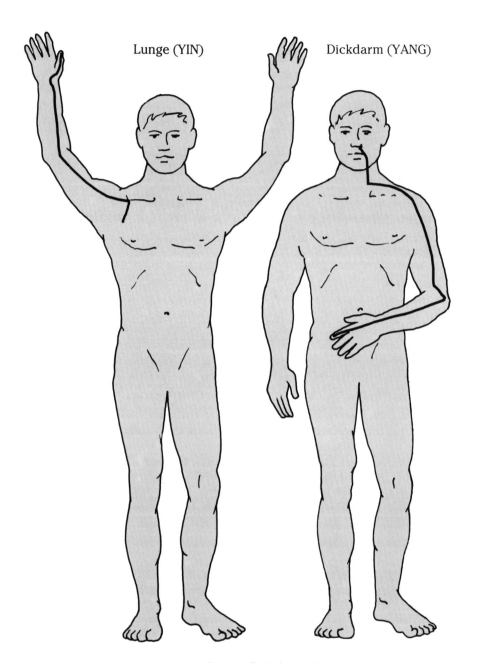

Lunge (YIN)   Dickdarm (YANG)

Abb. 2: Meridianpaar von Lunge (links) und Dickdarm (rechts)

Pankreas (YIN)　　　　　　　Magen (YANG)

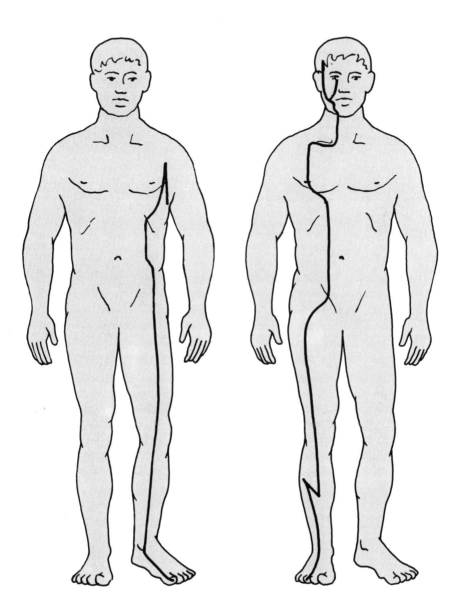

Abb. 3: Meridianpaar von Milz/Pankreas (links) und Magen (rechts)

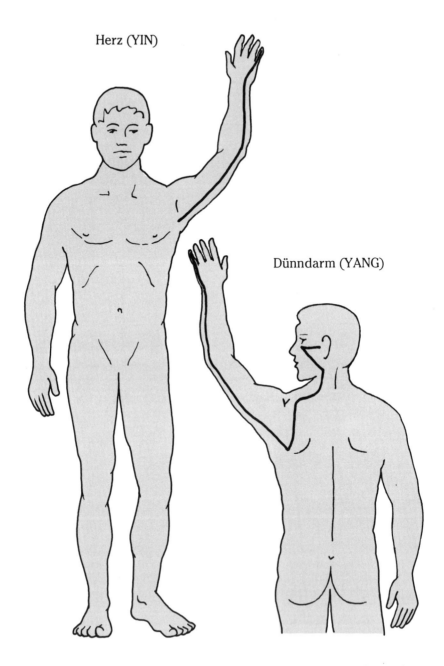

Herz (YIN)

Dünndarm (YANG)

Abb. 4: Meridianpaar von Herz (links) und Dünndarm (rechts)

Niere (YIN)   Blase (YANG)

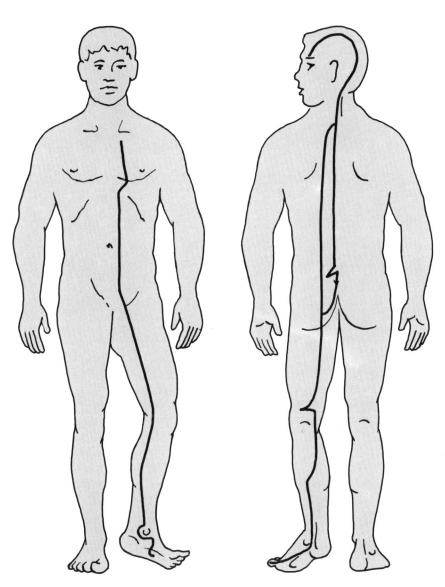

Abb. 5: Meridianpaar von Niere (links) und Blase (rechts)

Leber (YIN)   Galle (YANG)

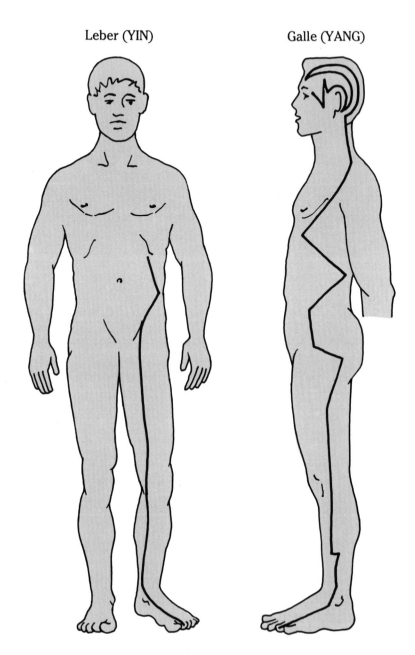

Abb. 6: Meridianpaar von Leber (links) und Galle (rechts)

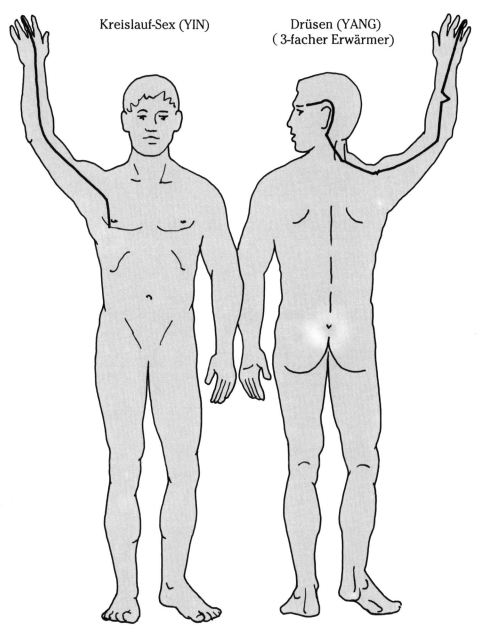

Kreislauf-Sex (YIN)

Drüsen (YANG)
(3-facher Erwärmer)

Abb. 7: Meridianpaar von Kreislauf/Sexualität (links) und Dreifacher Erwärmer (rechts)

Lenkergefäß   Konzeptionsgefäß

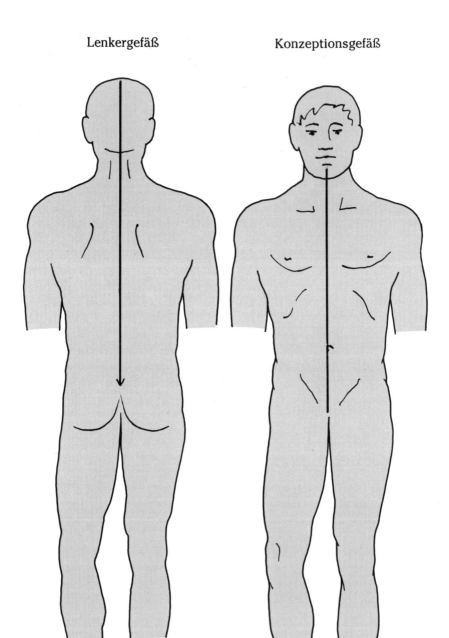

Abb. 8: Unpaarige Meridiane von Lenkergefäß (links) und Konzeptions-gefäß (rechts)

(Elektroakupunktur) oder durch Laser-Energie (Laser-Akupunktur). Auf diese Weise lassen sich zum Beispiel Schmerzen lindern, der ganze Organismus beruhigen, Gleichgewichte im Körper neu einstellen, motorische Bewegungen verbessern oder sogar Narkosen durchführen.

Der Erfolg einer Akupunktur hängt von mehreren Faktoren ab: Als erstes von der Entscheidung, ob eine Akupunktur im konkreten Fall überhaupt sinnvoll ist, als nächstes von der richtigen Wahl der Akupunkturpunkte und schließlich dem Erkennen, ob ein Meridian zuviel oder zuwenig Energie aufweist. Führt eine Akupunkturbehandlung dann nicht zum erwarteten Ziel, liegt dies meist am Akupunkteur, der eine falsche Kombination von Punkten gewählt hat. Eine richtig durchgeführte Akupunktur heilt nicht nur die Krankheit, sondern den ganzen Menschen.

Neben den beschriebenen Formen der Akupunktur gibt es noch zwei weitere:

Die Ohr-Akupunktur basiert darauf, daß sich im Ohr alle Organe des Körpers, durch Akupunkturpunkte vertreten, finden lassen. Nach dem beschriebenen Prinzip werden bei dieser Methode nur am Ohr Akupunkturmaßnahmen durchgeführt.

Die Moxibution ist die Erwärmung von Akupunkturpunkten des Körpers mit Hilfe der Moxa-Zigarette, die aus bestimmten Pflanzen hergestellt wird und dem Akupunkturpunkt durch ihre Wärme Energie zuführt.

Die Organuhr

Nach den Akupunkturregeln gibt es für jedes Organ eine Optimalzeit, in der es die meiste Arbeit leistet. Die Zusammenstellung solcher Optimalzeiten für alle Organe nennt man die Organuhr (-> Abbildung 10). Für die Leber zum Beispiel liegt diese Zeit zwischen 1 und 3 Uhr, in diesem Zeitraum sind ihre Enzyme besonders aktiv: es werden körpereigene Aminosäuren produziert und das Blut entgiftet. Ist ein Organ geschädigt, so fühlt man sich gerade um diese Zeit nicht wohl oder man kann zu dieser Zeit nicht schlafen. Werden Sie beispielsweise in der Nacht gegen 4 Uhr wegen Schmerzen oder Schwitzen wach, so ist dies ein Zeichen dafür, daß die Bronchien nicht in Ordnung sind.

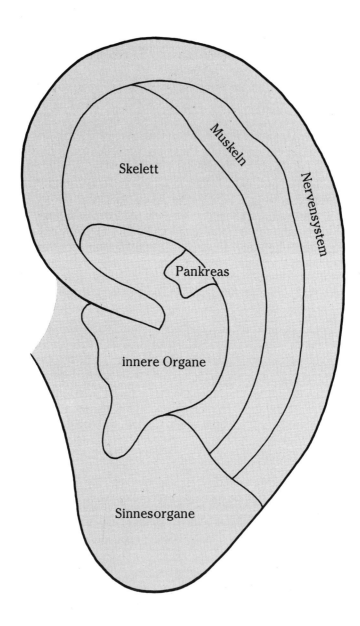

Abb. 9: Wichtige Akupunkturgebiete am Ohr

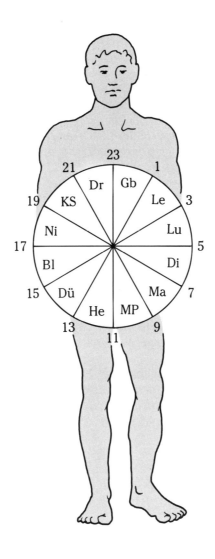

Organuhr

Abb. 10: Die Organuhr gibt an, in welchem Zeitabschnitt die Aktivität eines Organs am größten ist.
Die Abkürzungen bedeuten: Le=Leber, Lu=Lunge, Di=Dickdarm, Ma=Magen, MP=Milz/Pankreas, He=Herz, Dü=Dünndarm, Bl=Blase, Ni=Niere, KS=Kreislauf/Sex, Dr=Drüsen, Gb=Gallenblase

1.6 Die Elektroakupunkturmessung

Die Elektroakupunkturmessung ist eine moderne diagnostische Methode, mit deren Hilfe energetische Zusammenhänge im menschlichen Organismus gemessen werden können. Mit ihr sticht man keine Nadeln, sondern mißt die Energie an den Akupunkturpunkten auf den Meridianen. Da entsprechend der Lehre der Akupunktur diese Punkte bestimmten Organen zugeordnet sind, lassen sich so über die gemessenen Werte Fehlleistungen der zugehörigen Organe feststellen. Zuviel Energie (hohe Meßwerte) bedeutet eine Entzündung oder eine überschießende Aktivität. Zu wenig Energie (niedrige Meßwerte) deutet auf eine Schwäche oder mangelhafte Funktion des Organs.

Mit der Elektroakupunkturmessung sind Funktionsstörungen von Organen bereits auffindbar, bevor klinische Laborwerte eine deutliche Abweichung von der Norm signalisieren. Diese Methode ist deshalb zur Früherkennung bei der Diagnose sehr gut verwendbar. Mit ihrer Hilfe können auch viele verschiedene Arten von Belastung (beispielsweise Umweltschäden und Krankheiten) getestet werden, bevor der Körper durch sie merklich geschwächt oder erkrankt ist.

Ein weiteres Anwendungsgebiet der Elektroakupunkturmessung ist die Messung von Störfeldern durch Zähne. Da sie in einer Wechselbeziehung zu bestimmten Organen stehen (-> Abbildung 11), weisen akute oder chronische Beschwerden an den Zähnen auf Störungen der zugehörigen inneren Organe hin oder können diese umgekehrt auch auslösen.

1.7 Die Neuraltherapie (Herdtherapie)

Nicht nur in der chinesischen Medizin weiß man, daß alle Teile unseres Körpers miteinander in Beziehung stehen. Auch bei uns sind zumindest die Zusammenhänge zwischen inneren Organen und bestimmten Partien auf der Haut seit langem Bestandteil des medizinischen Wissens. Deshalb ist es nicht verwunderlich, daß erkrankte Organe Reaktionen auf der Haut oder in Unterhautbezirken hervorrufen. Der englische Arzt Head widmete sich der Untersuchung dieser Zusammenhänge und konnte schließlich eine Art Landkarte der Haut erstellen, auf der 30 verschiedene Hautbezirke, die nach ihm benannten

Epiphyse, Blase Niere, Nebenniere

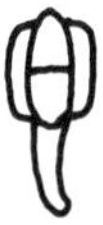

1. Schneidezahn

 Epiphyse, Blase Niere, Nebenniere

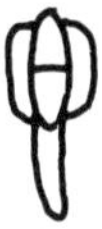

2. Schneidezahn

 Hypophyse, Gallenblase, Leber

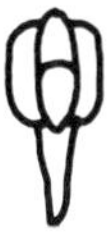

Eckzahn

 Hypophyse, Dickdarm, Lunge, Mammadrüse, Magen
Pancreas

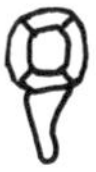

1. vorderer Backenzahn

 Thymus, Dickdarm, Lunge, Mammadrüse, Magen,
Pancreas, Lymphgefäße

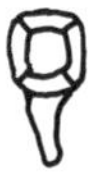

2. vorderer Backenzahn

 Mammadrüse, Schilddrüse, Magen, Pancreas,
Venen, Dickdarm, Lunge

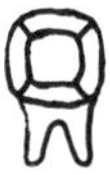

1. hinterer Backenzahn

 Mammadrüse, Nebenschilddrüse, Magen, Pancreas,
Arterien, Dickdarm, Lunge

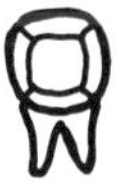

2. hinterer Backenzahn

 Zentrales Nervensystem, Psyche, Hypophyse,
Herz, Energiehaushalt, periphere Nerven

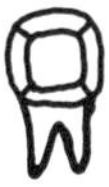

Weisheitszahn

Abb. 11: Wechselbeziehungen zwischen Organen und Zähnen

Head-Zonen, zu finden sind. Wird beispielsweise die Haut unter dem rechten Rippenbogen (Head-Zone für Galle) schmerzhaft, ist dies ein Hinweis auf eine Störung der Galle.

Auch in der »Segmentlehre« kennt man ähnliche Zusammenhänge. Unser Körper läßt sich nämlich anatomisch in eine Reihe von gleichartig aufgebauten Teilen, die Segmente, gliedern. Zu jedem Segment gehört ein bestimmtes Hautgebiet, bestimmte Nervenstränge, bestimmte innere Organe oder Organteile und ein bestimmter Wirbel der Wirbelsäule. Alle Teile eines Segments stehen untereinander in Verbindung und beeinflussen sich gegenseitig über die Nervenverbindungen. Die Neuraltherapie nützt die verbindenden Nerven als Überträger von äußerlich gesetzten Reizen. Diese Reize, meist sind es Einstiche durch Injektion, regen das zugehörige Organ an. Auf diese Weise lassen sich Schmerzen lindern und können Blockaden im Energiefluß (zum Beispiel durch verwachsene Narben oder Zahnherde) beseitigt werden. Bei Injektion eines örtlichen Betäubungsmittels (Lokalanästhetika wie zum Beispiel Procain) kann es zum sogenannten "Sekunden-Phänomen" kommen: Der Schmerz im zugehörigen Organ verschwindet sofort.

Das Einsatzgebiet der Neuraltherapie ist sehr vielseitig. Häufig wird sie bei Schmerzen und Herdsanierung eingesetzt. Herde bilden sich, wenn eine Infektion (zum Beispiel mit Medikamenten) unterdrückt wird. Überlebende Erreger bleiben dann "versteckt" und können die Ursache chronischer Krankheiten sein. Will man eine chronische Krankheit heilen, muß man das Zentrum dieser Infektion, den Infektionsherd, beseitigen. Sehr oft sind tote Zähne, infizierte Zahnwurzeln, vernarbte oder versteckt entzündete Mandeln mit den dazugehörigen verhärteten Lymphknoten, ein infizierter Blinddarm (der vor Jahren einen akuten Schub zeigte) oder eine infizierte Gallenblase ein solcher Infektionsherd und damit die Ursache der Beschwerden. Es ist die Aufgabe eines Neural-Therapeuten, solche Herde zu entdecken und zu sanieren.

Die für mich selbst beeindruckendste Anwendung ist die bei einem verkürzten Bein ungeklärter Ursache (Unfall, Operation oder Verkürzung um mehr als 2 cm ausgeschlossen): Mit nur 2 Nadelstichen kann man einen Ausgleich sofort und so vollständig bewirken, daß der Patient keine Einlagen in den Schuhen mehr benötigt. Als angenehmer Neben-

42

effekt hören auch noch eventuelle Lendenwirbelschmerzen auf und bei Frauen im Wechsel vermindern sich die Schweißausbrüche. Der Eingriff ist übrigens völlig schmerzlos.

1.8 Die Kinesiologie

Die Kinesiologie ist die »Lehre von der Bewegung«. Anwendung findet sie vor allem bei einem Muskeltest, dessen sehr einfaches Prinzip Sie leicht an sich selbst ausprobieren können. Machen Sie einen ersten Versuch, indem Sie den stärkeren Ihrer Arme ganz waagerecht zur Seite ausstrecken. Ein Partner muß nun versuchen, Ihren Arm nach unten zu drücken, während Sie mit aller Kraft dies zu verhindern versuchen. Ihr Partner sollte sich den Kraftaufwand, den er für seine Bemühungen einsetzen mußte, möglichst einprägen. Führen Sie nun denselben Versuch nach einer kleinen Erholungspause mit einem Stück Würfelzucker in der Hand durch. Sie werden erstaunt feststellen, daß Sie nun weit weniger Kraft besitzen, um den Arm waagerecht zu halten.

Dieser Effekt wurde mit tausenderlei Substanzen durchgeführt. Als zugrunde liegendes Prinzip stellte sich heraus, daß alle für den Körper schädlichen Stoffe die Muskulatur im Arm schwächen, alle positiven Stoffe die Muskulatur stärken. Die Kinesiologie läßt sich dank dieses Phänomens sehr gut einsetzen, um in Zweifelsfällen zu testen, welches Medikament für Sie hilfreich ist oder welche Lebensmittel Ihnen schaden.

Ein weiteres wichtiges Anwendungsgebiet der Kinesiologie ist die EdU-Kinestetik. Sie beschäftigt sich mit praktischen Übungen, die dazu dienen, beide Gehirnhälften gleichwertig zu benützen. Mit ihr lassen sich alle Fälle von einseitigen Begabungen, Hyperaktivität, Lernstörungen und Legasthenie bis hin zum Ausgleich von Intellekt und Gefühl behandeln. Über dieses spannende Teilgebiet der Kinesiologie berichte ich ausführlich in meinem Buch "Hyperaktivität".

1.9 Andere naturheilkundliche Behandlungsmethoden

Neben den bisher beschriebenen naturheilkundlichen Methoden gibt es noch eine ganze Reihe anderer. Da ich sie bei meiner Arbeit nicht verwende, möchte ich sie nur der Vollständigkeit halber kurz erwähnen.

Die Irisdiagnose dient dem Erkennen von Krankheiten anhand bestimmter Merkmale im Auge, genauer gesagt an der Regenbogenhaut oder Iris. Das farbige Strahlenmuster der Iris ist nämlich durchaus unterschiedlich, wenn Sie es einmal über längere Zeit beobachten. Die Zusammensetzung des Musters hängt vom Gesundheitszustand ab und folgt ganz bestimmten Gesetzmäßigkeiten. Ein erfahrener Irisdiagnostiker kann aus den Abweichungen gegenüber dem Muster eines Gesunden Rückschlüsse auf vorliegende Krankheiten oder Störungen bestimmter Organe ziehen.

Die Kirlian-Fotografie läßt sich ebenfalls für diagnostische Zwecke einsetzen. Hier wird mit Hilfe von ganz normalem Fotopapier die Energieabstrahlung eines Menschen (die »Aura«) aufgenommen. Da diese Abstrahlung jedoch sehr gering ist, findet die Aufnahme in einem hochfrequenten Feld statt, in dem die körpereigene Strahlung verstärkt wird. Leider ist noch ungeklärt, ob diese hochfrequente Strahlung nicht für die Gesundheit schädlich ist.

Aufgenommen werden alle Fingerspitzen und Zehen, da hier die Endpunkte der Akupunkturmeridiane liegen. Die Körperstrahlung wird als Strahlenkranz sichtbar und ergibt beim Gesunden ein ganz bestimmtes Muster. Aus eventuellen Abweichungen kann man mit entsprechender Erfahrung eindeutige Rückschlüsse auf gestörte Organe ziehen. Die Methode läßt sich darüber hinaus verwenden, um Vorhersagen über die Wirksamkeit eines Medikaments zu treffen. Fotografiert man nämlich mit einem passenden Medikament in der Hand erneut, so nimmt die Körperstrahlung das für einen gesunden Menschen typische Muster an.

Die Kneippkuren, die nach ihrem Erfinder Pfarrer Kneipp benannt wurden, nutzen die heilende Kraft des Wassers für eine recht umfangreiche Zahl von Wasser-Therapien. Sie alle vorzustellen, würde ein eigenes Buch füllen.

Die Reflexzonentherapie wird an den Fußsohlen durchgeführt, auf denen ähnlich wie bei im Ohr alle Organe repräsentiert sind (-> Abbildung 12). Bei der Behandlung werden die Fußsohlen massiert und empfindliche Stellen sorgfältig registriert. Aus der Lage dieser Stellen kann man auf Störungen einzelner Organe schließen und über eine leichte Massage dieser Punkte das entsprechende Organ zu verbesserter Funktion anregen. Aus demselben Grund wird das Barfußgehen immer wieder empfohlen und führt das Aufstampfen mit dem Fuß zur Aktivierung des ganzen Körpers, weil alle Bezugspunkte gleichzeitig angeregt werden.

1.10 Die biochemisch-homöopathische Stoffwechselregulation

Trotz gegenteiliger Auffassung seitens der klassischen Homöopathen und der Anthroposophen halte ich es für am günstigsten, wenn man mehrere naturheilkundliche Methoden miteinander kombiniert. Nur so glaube ich, den vielfältigen Einflüssen gerecht zu werden, die zum Krankheitsbild eines Menschen in der heutigen Zeit beitragen.

Zur Ausleitung von schädlichen Stoffen (z.B. durch Amalgamplomben, Impfungen, Umweltbelastungen) verwende ich homöopathische Mittel und Nosoden in niedrigen Potenzen, während ich das eigentliche Konstitutionsmittel in einer Hochpotenz verabreiche. Zusätzlich müssen die ganzen erblichen Belastungen, die jeder von uns mit sich trägt, berücksichtigt werden . Auch eine entlastende Regulation mit Aminosäuren ist notwendig, weil sie als Bausteine aller Eiweiße im Körper vorkommen und fehlerhafte Eiweiße eine der häufigsten Ursachen von Stoffwechselstörungen sind (-> Stoffwechselregulation). Die zur Behandlung eingesetzten Aminosäuren werden nach homöopathischen Gesichtspunkten hergestellt. Weiter verwende ich homöopathische Mittel, um für die Stoffwechselvorgänge optimale Bedingungen wiederherzustellen (-> pH-Regulation).

Diese umfassende Therapie, die nach dem Ganzheitsprinzip alle störenden Faktoren wie Umweltschäden, Impfschäden, Krankheiten, erbliche Belastungen, das Stoffwechselmilieu sowie die Steuerung der Stoffwechselvorgänge berücksichtigt, nenne ich die biochemisch-homöopathische Regulation des Stoffwechsels. Ich habe sie auf der Ba-

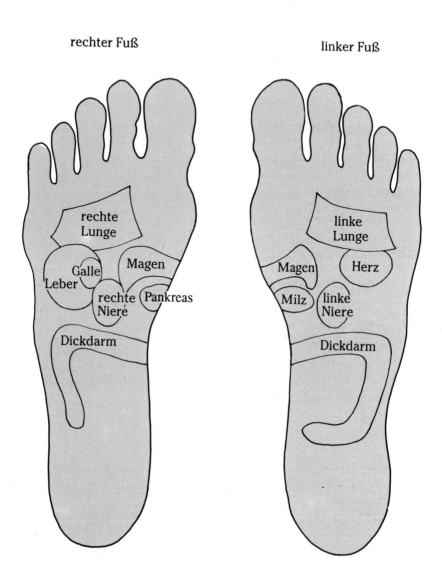

rechter Fuß   linker Fuß

Abb. 12: Die Fußreflexzonen

46

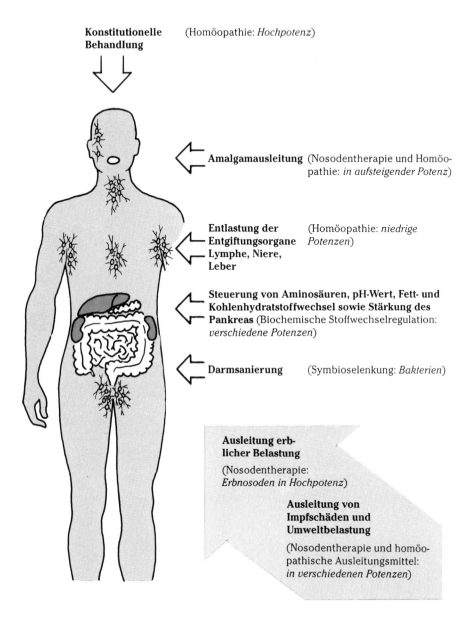

Konstitutionelle Behandlung (Homöopathie: *Hochpotenz*)

Amalgamausleitung (Nosodentherapie und Homöopathie: *in aufsteigender Potenz*)

Entlastung der Entgiftungsorgane Lymphe, Niere, Leber (Homöopathie: *niedrige Potenzen*)

Steuerung von Aminosäuren, pH-Wert, Fett- und Kohlenhydratstoffwechsel sowie Stärkung des Pankreas (Biochemische Stoffwechselregulation: *verschiedene Potenzen*)

Darmsanierung (Symbioselenkung: *Bakterien*)

Ausleitung erblicher Belastung (Nosodentherapie: *Erbnosoden in Hochpotenz*)

Ausleitung von Impfschäden und Umweltbelastung (Nosodentherapie und homöopathische Ausleitungsmittel: *in verschiedenen Potenzen*)

Abb. 13: Die biochemisch-homöopathische Stoffwechselregulation ist eine Therapieform, die unter Berücksichtigung aller bekannten Faktoren und Methoden der Naturheilkunde zur Heilung führt

47

sis biochemischer Forschungsergebnisse, der Pathophysiologie des Stoffwechsels und der Homöopathie entwickelt. Hinweise auf meine Vorgehensweise erhalte ich durch eine Reihe von Testmethoden, am besten bewährt hat sich unter ihnen die Testung mit einem Elektro-akupunkturgerät.

2. Der Stoffwechsel und seine Störungen

Unaufhörlich ist unser Körper mit biochemischen Prozessen beschäftigt. Gleichgültig, was wir gerade tun, ständig werden Stoffe aus der Nahrung verwertet und zur Energiegewinnung genutzt, Körperzellen auf- und wieder abgebaut oder Abfallstoffe entgiftet und ausgeschieden. Alle diese Vorgänge nennen wir in ihrer Gesamtheit "Stoffwechsel".

Normalerweise arbeiten alle Stoffwechselprozesse sinnvoll zusammen - sie befinden sich in einem fließenden Gleichgewicht. Doch genauso, wie wir die Umwelt langsam mit Hilfe chemischer Produkte vernichten, so zerstören wir mit falscher Ernährung, mit Tabletten oder durch Hormonzufuhr das Gleichgewicht biochemischer Reaktionen im Stoffwechsel. Die Antwort unseres Körpers darauf sind zahlreiche Erkrankungen, die sich nicht nur in körperlichen Störungen äußern, sondern auch im psychischen Bereich. Wie sich Psyche und Körper gegenseitig beeinflussen, zeigt ihnen das folgende Abbildung 14.

Stoffwechselstörungen sind oder werden schon sehr früh, nämlich beim Kind, programmiert. Folgende Ursachen kommen dafür in Frage:

*   eine erbliche Belastung
*   das Kind wird die ersten drei Lebensmonate nicht ausschließlich mit Muttermilch ernährt (möglicherweise ist das die Ursache für viele Allergien)
*   die Einnahme von Medikamenten oder Eisen während der Schwangerschaft
*   Impfungen und Medikamente (zum Beispiel Zahntabletten), die schon Säuglingen verabreicht werden.

49

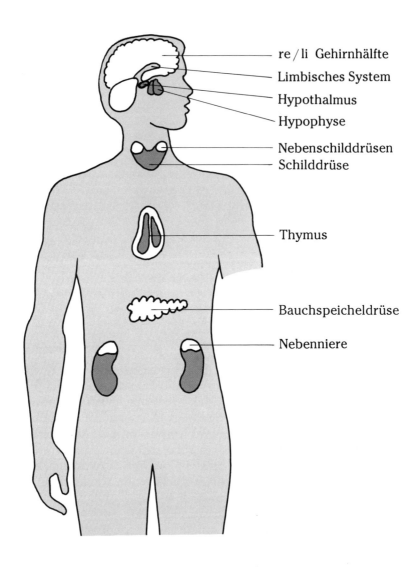

re / li Gehirnhälfte

Limbisches System

Hypothalmus

Hypophyse

Nebenschilddrüsen
Schilddrüse

Thymus

Bauchspeicheldrüse

Nebenniere

Abb. 14: Körper und Psyche stehen in enger Wechselbeziehung (vereinfachtes Schema): Bewußtsein (Großhirnrinde) und innere Antriebe (Limbisches System) beeinflussen über den Hypothalamus und über Nervenverbindungen die Hypophyse, die ihrerseits über Körperdrüsen den gesamten Stoffwechsel steuert. Die Arbeitsfähigkeit des Gehirns ist ebenso wie die Psyche wiederum vom Stoffwechselgeschehen abhängig.

Alle diese Faktoren können einzeln oder zu mehreren an einer Stoffwechselstörung beteiligt sein. Ich möchte versuchen, Ihnen diese Zusammenhänge zu erläutern.

2.1 Der Eiweißstoffwechsel

Unser Stoffwechsel ist darauf angewiesen, daß ständig Nachschub von außen in Form von Nährstoffen zugeführt wird. Unter den drei wichtigen Grundnährstoffen Kohlenhydrat, Fett und Eiweiß spielt das Eiweiß eine besondere Rolle. Eiweiße sind, chemisch gesehen, lange Ketten von miteinander verknüpften Aminosäuren. Die Verknüpfungsstellen dieser Aminosäuren nennt der Chemiker Peptidbindungen. Eiweiße, die nur aus wenigen Aminosäuren zusammengesetzt sind, werden deshalb auch einfach Peptide genannt, lange Ketten bezeichnet man als Polypeptide.

Nehmen wir mit der Nahrung Eiweiße (Polypetide) zu uns, so werden sie im Magen in kleinere Teile (Peptide) zerlegt. Dort werden auch die Eiweißhüllen von Bakterien chemisch gespalten und fremde Bakterien auf diese Weise zum größten Teil vernichtet. Im Zwölffingerdarm erfolgt die Weiterverarbeitung der Peptide mit Hilfe der im Saft der Bauchspeicheldrüse (des Pankreas) enthaltenen Spaltstoffe (Enzyme). Erst die Enzyme zerlegen die Peptide in ihre grundlegenden Bausteine, die Aminosäuren, von denen 20 für den Körper bedeutsam sind. Die Zerlegung der Eiweiße ist deshalb so wichtig, da jedes fremde Eiweiß, das ins Blut gelangt, vom Immunsystem bekämpft wird. Die Aminosäuren dagegen können unbeschadet durch die Wand des Dünndarms ins Blut übertreten und über die Blutgefäße zur Leber transportiert werden. Die Leber verwendet die Aminosäuren gleichsam als Baustoffe für die Bildung von körpereigenen Eiweißen. Die Herstellung dieser Eiweiße erfolgt nach Vorschrift durch die Erbinformation.

Nun sollten Sie wissen, daß körpereigene Eiweiße ein unglaublich vielfältiges Aufgabengebiet haben. Sie sind beispielsweise am Aufbau aller Zellen unseres Körpers beteiligt, sind Bestandteil der Abwehrstoffe und steuern nahezu alle biochemischen Stoffwechselvorgänge. Für jede dieser Aufgaben wird ein anderes Eiweiß mit einer nur ihm eigenen Reihenfolge von ganz bestimmten Aminosäuren benötigt. Sie können sich vorstellen was passiert, wenn eine Aminosäure ausfällt:

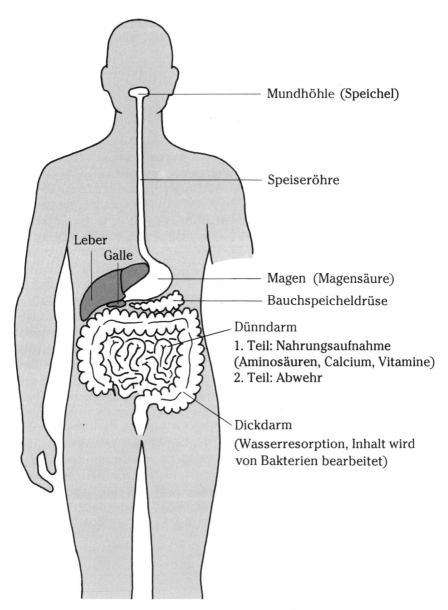

Mundhöhle (Speichel)

Speiseröhre

Leber

Galle

Magen (Magensäure)

Bauchspeicheldrüse

Dünndarm
1. Teil: Nahrungsaufnahme
(Aminosäuren, Calcium, Vitamine)
2. Teil: Abwehr

Dickdarm
(Wasserresorption, Inhalt wird
von Bakterien bearbeitet)

Die Verdauungsorgane - vereinfacht

Abb. 15: Die Verdauungsorgane (vereinfachtes Schema)

Das passende Eiweiß kann nicht gebildet werden und seine Aufgabe im Körper deshalb nicht erfüllen. Fehlt beispielsweise die Aminosäure Histidin, die unter anderem für den Sprechvorgang benötigt wird, so ist die Sprachfunktion gestört. Da helfen weder Psychotherapie noch Übungen, sondern man muß den Stoffwechsel soweit regulieren, daß Histidin in ausreichendem Maß nachgeliefert wird. Auf diese Weise kann die Sprechfunktion wieder normalisiert werden (ausgenommen im Fall einer Hirnschädigung).

Obwohl die Leber einige Aminosäuren selbst herstellen kann, ist das wichtigste Steuerzentrum für die Bereitstellung von Aminosäuren doch die Bauchspeicheldrüse. Der überwiegende Teil der Aminosäuren wird nämlich über die Nahrung aufgenommen, und die Bauchspeicheldrüse produziert alle zur Zerlegung der Peptide in Aminosäuren nötigen Steuerstoffe (Enzyme). Deswegen wirken sich auch alle Einflüsse, die den Pankreas schwächen oder schädigen, negativ auf den Eiweiß-Stoffwechsel aus. Die ersten Anzeichen einer geschwächten Bauchspeicheldrüse sind Blähungen und trockene Haut.

Die möglichen weiteren Beschwerden können nun sehr unterschiedlich sein und an den verschiedensten Stellen des Körpers auftreten. Besser als die Biochemie mit ihren endlosen Formeln kann die chinesische Medizin die Zusammenhänge anschaulich machen: Pankreas und Magen gehören als ein Meridianenpaar zusammen. Bei einer Störung gibt der stärkere (Yang) Magen-Meridian an den schwächeren (Yin) Pankreas-Meridian seine Energie ab. Hat der Magen selbst nicht genug Energie, erkrankt er an Stelle der Bauchspeicheldrüse und es kommt zu verschiedenen Magenbeschwerden, beispielsweise zu Magengeschwüren, Magenschmerzen oder Magenkoliken. Schädigende Einflüsse auf den Pankreas wirken sich in diesem Beispiel also letztlich auf den Magen aus. Da es darüber hinaus Verbindungen zu allen anderen Organen gibt, sind sie alle von der Funktionstüchtigkeit der Bauchspeicheldrüse abhängig. Deswegen habe ich eine Methode entwickelt, um die Bauchspeicheldrüse gezielt zu stärken (-> Die Stoffwechselregulation).

2.2 Der pH-Wert

Biochemische Reaktionen des Stoffwechsels, wie zum Beispiel die Eiweißspaltung durch Enzyme, können nur dann normal ablaufen, wenn für sie optimale Bedingungen gegeben sind. Die wichtigste dieser Bedingungen ist, daß der Säurewert am Ort der chemischen Reaktion stimmt. Dieser Säurewert wird in Anlehnung an die Chemie als pH-Wert bezeichnet und in drei Kategorien eingeteilt:

pH-Wert 1 bis 6 :   sauer
pH-Wert 7 :   neutral
pH-Wert 8 bis 14 : alkalisch (auch basisch genannt)

Mathematisch gesehen gibt die Zahl des pH-Werts den negativen dekadischen Logarithmus der Konzentration an H⁺-Ionen ("Säureteilchen") an. Wer das nicht nachrechnen will, sollte sich nur merken, daß schon kleinste Abweichungen des pH-Werts massive Änderungen im Organismus bewirken. Besonders die Aminosäuren reagieren sehr sensibel auf pH-Änderungen. Für jedes Enzym unseres Körpers kann man einen eigenen idealen pH-Wert, das sogenannte pH-Optimum, feststellen.

Die Messung der *pH-Werte bei der Verdauung* ist für meine Diagnose wichtig, weil über sie die Arbeit aller Steuerstoffe unseres Stoffwechsels reguliert wird, zum Beispiel bei der Spaltung von Eiweiß zu Aminosäuren im Darm. So erhalte ich nicht nur Aufschluß über mögliche Ursachen von Stoffwechselstörungen, sondern gleichzeitig auch über die Wirksamkeit der Arbeit der Antikörper (sie sind ebenfalls aus Aminosäuren aufgebaut), die für das Immungeschehen verantwortlich sind. Optimale pH-Werte bei der Verdauung sind:

Speichel :   pH = 7
Magen :   pH = 1,5 bis 2
Pankreas :   pH = 8,3

Der *pH-Wert im Darm* gibt Hinweise, wie die Verdauung funktioniert und ob der Körper zur Entschlackung fähig ist. Dieser pH-Wert ist von der Arbeit der Bakterien im Dickdarm abhängig. Ein niedriger Wert bedeutet, daß die wichtigen Coli-Bakterien im Darm vermindert sind und Krebsrisiko besteht. Ein überhöhter pH-Wert zeigt an, daß bei der Verdauung zuviel Ammoniak entsteht, der durch die Dickdarmwand in

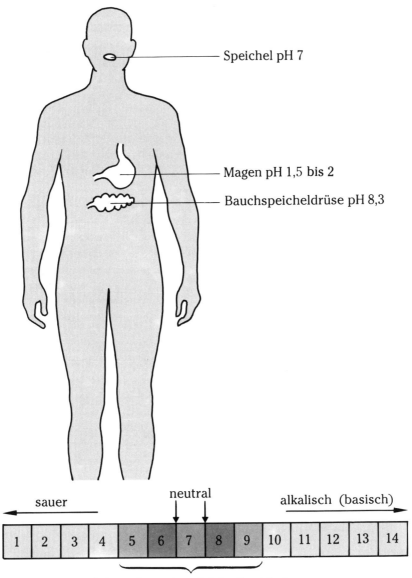

Abb. 16: Die pH-Wert-Skala

den Körper gelangt, die Entgiftungsfunktion der Leber belastet, danach im Urin ausgeschieden wird und den pH-Wert des Urins auf über 7 steigen läßt. Vor allem Pilze bevorzugen solche "alkalisch"genannten pH-Werte, sie können sich in diesem Milieu ansiedeln und ausbreiten.

Vom *pH-Wert im Urin* läßt sich ablesen, wie gut Niere und Leber den Körper entgiften. Hier zeigt sich übrigens, daß nicht alles, was in Büchern über den pH-Wert geschrieben wird, den biochemischen Tatsachen entspricht. Häufig kann man lesen, daß der Urin alkalisch sein soll. Das ist sicher falsch, weil ein Bestandteil des Urins, die Harnsäure, den Urin leicht sauer macht (pH-Wert: 6 bis 6,5). Wenn der pH-Wert des Urins bei 7 liegt (also neutral ist), wird nicht genügend Säure, vor allem Harnsäure, ausgeschieden. Der Körper entsäuert in diesem Fall unzureichend, und man neigt zu Gicht.

Optimale pH-Werte bei der Ausscheidung sind:

Darm: pH =5,8 (zivilisierte Länder: pH 6,5)
Urin: pH =6 bis 6,5

Der *pH-Wert der Haut* (Sollwert: 5,5) beschreibt den Zustand der Puffersysteme im Blut. Puffersysteme sind Gemische von bestimmten Substanzen, die Schwankungen des pH-Wertes ausgleichen können.

Der *pH-Wert im Blut* muß konstant 7,4 betragen, allenfalls lebensfähig ist man noch im Bereich zwischen 7,35 und 7,45. Bereits eine Verschiebung des Blut-pH-Wertes um 0,01 auf den Wert 7,39 hat zur Folge, daß Histamin ausgeschüttet werden kann, was zu verschiedenen allergischen Reaktionen führt. Verschiebt sich der pH-Wert noch weiter in Richtung "sauer", erfolgt eine Übersäuerung des Blutes (Acidose). Ändert sich der pH-Wert in Richtung "alkalisch", spricht man von einer Alkalose. Beide Abweichungen führen zum Tod. Um dies zu vermeiden, hat der Körper vier unabhängige Puffersysteme entwickelt, die den pH-Wert des Blutes konstant halten.

Während der pH-Wert des Blutes durch Puffersysteme vor Entgleisungen geschützt ist, reagieren alle anderen pH-Werte sehr empfindlich auf Störungen. Deshalb ist die Einhaltung der optimalen Werte so wichtig. Eine besondere Bedeutung kommt hier der Bauchspeicheldrüse (Pankreas) zu: Im Normalfall ist der von ihr abgegebene Verdauungssaft alkalisch. Er vermischt sich allmählich mit dem vom Magen

kommenden, sauren Nahrungsbrei, wodurch entlang des Zwölffinger-
darms der pH-Wert zunehmend ansteigt. In dieser Zone unterschiedlicher pH-Werte kann jedes der verschiedenen Verdauungsenzyme
seine optimalen Arbeitsbedingungen vorfinden und zum Beispiel Eiweiß in Aminosäuren aufgespalten werden.

Ist der Pankreassaft auf Grund einer Störung der Bauchspeicheldrüse
jedoch sauer, so bleibt auch der Nahrungsbrei in Zwölffingerdarm und
Dünndarm zu sauer. Da nun einige Verdauungsenzyme ihre optimalen
Arbeitsbedingungen nicht vorfinden, werden wegen der unterbleiben-
den Eiweißspaltung bestimmte Aminosäuren nicht freigesetzt. Als
Folge kann der Körper einige körpereigene Eiweiße nicht mehr aufbau-
en oder er setzt sie falsch zusammen: Es resultiert eine Stoffwechselentgleisung.

2.3 Stoffwechsel der Kohlenhydrate

Kohlenhydrate sind uns besser bekannt unter dem Namen "Zucker".
Diesen Namen tragen viele verschiedene Stoffe - nicht nur der uns ver-
traute Haushaltszucker. Allen Zuckern ist ihr süßlicher Geschmack
gemeinsam, dem sie auch den Namen verdanken.

Kohlenhydrate sind stets pflanzlichen Ursprungs, denn nur Pflanzen
können diese Stoffe mit Hilfe ihres Blattgrüns und des Sonnenlichts
herstellen. Über die Nahrung gelangen Kohlenhydrate in den Körper
von Tier und Mensch. Etwa 50 bis 60 % unseres Kalorienbedarfs decken
wir Mitteleuropäer mit Kohlenhydraten. Nehmen wir mehr auf, als wir
gerade benötigen, werden die Kohlenhydrate vom Körper in Fett
umgebaut und in dieser Form gespeichert. Ihre größte Bedeutung
haben Kohlenhydrate als Energielieferanten. Die in ihnen chemisch
gespeicherte Sonnenenergie wird nämlich bei der "Verbrennung" in
den Körperzellen wieder frei. Dieser Vorgang ist der "Motor" aller
unserer Lebensvorgänge. Er gibt uns die Kraft, die wir für unsere
Existenz brauchen.

Die wichtigsten Kohlenhydrate sind:

* *Stärke*: der wichtigste Reservestoff der Pflanzen. Sie ist es, die wir
  meist mit pflanzlicher Nahrung zu uns nehmen.

* *Glykogen*: der wichtigste Reservestoff im Tierreich. Es wird vom Tier aus pflanzlicher Stärke aufgebaut und ist dieser auch chemisch sehr ähnlich.

* *Zellulose*: Hauptbestandteil der pflanzlichen Zellwand, einer der häufigsten organischen Stoffe. Für den Menschen ist sie hauptsächlich als Ballaststoff zur Anregung der Darmbewegung von Bedeutung.

* *Haushaltszucker*: Zucker ist ein Nahrungsbestandteil, der hauptsächlich als Energiequelle dient, aber auch auf die Psyche wirkt, indem er das Gehirn beeinflußt. Er dämpft beispielsweise Gefühle von Angst und Depression. Nimmt man zuviel Zucker zu sich, kehrt sich dieser Effekt um. Zucker kann dann zu einer gefährlichen Droge mit allen Symptomen einer Sucht werden, ähnlich wie Alkohol. Der Jahreskonsum sollte 10 kg nicht übersteigen.

Kohlenhydrate dienen uns nicht nur als Energie- und Reservestoff, sondern sind ein Bestandteil der Kernsäuren DNA (Desoxyribonucleinsäure) und RNA (Ribonucleinsäure) - und damit der Erbinformation - und sind am Aufbau der Zellmembranen beteiligt. Bausteine aller Kohlenhydrate sind die Monosaccharide, auch "Einfachzucker" genannt. Das wichtigste Monosaccharid ist der Traubenzucker (Glucose), dem eine zentrale Rolle in unserem Stoffwechsel zukommt. Von großer Bedeutung ist aber auch der Fruchtzucker (Fructose), der auf Grund seines ähnlichen chemischen Aufbaus als Ersatzstoff für Glucose dienen kann. Letztlich bestehen die wichtigsten Kohlenhydrate aus diesen beiden Monosacchariden.

Wenn wir mit der Nahrung Kohlenhydrate aufnehmen, setzen die ersten Verdauungsschritte schon im Mund ein, da der Speichel Enzyme zur Spaltung bestimmter Kohlenhydrate enthält. Kauen Sie einmal ein Stückchen Brot sehr lange, nach einiger Zeit werden Sie am süßen Geschmack erkennen, daß die enthaltene Stärke aufgespalten wird. Die weitere Verarbeitung erfolgt je nach Art des Kohlenhydrats an unterschiedlichen Stellen des Dünndarms durch die Enzyme der Bauchspeicheldrüse. Nach Zerlegung der Kohlenhydrate in Einfachzucker werden diese vom Darm resorbiert und treten in das Blut über.

Bei der anschließenden Verteilung des Zuckers im Körper zeigt sich wieder die besondere Bedeutung der Bauchspeicheldrüse: Sie

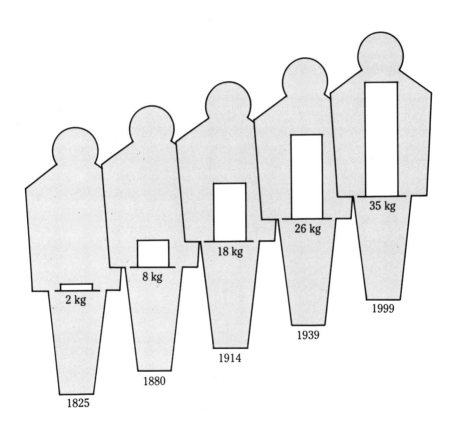

2 kg

8 kg

18 kg

26 kg

35 kg

1825

1880

1914

1939

1999

Abb. 17: Zuckerverbrauch in Deutschland pro Kopf und Jahr

produziert nämlich das aus 51 Aminosäuren bestehende Hormon Insulin, das zusammen mit seinem Gegenspieler Glucagon die Zuckermenge im Blut möglichst auf gleichem Niveau hält. Kommt es aus irgendeinem Grund (viraler Infekt, altersbedingt, Impfschaden, Pankreasschwäche) zu mangelhafter Produktion von Insulin, so erkrankt der Mensch an Diabetes (Zuckerkrankheit), was sich in zu hohem Zuckergehalt im Blut (Blutzucker) ausdrückt. Auch Streß kann über die Ausschüttung des Streßhormons Adrenalin und die damit verbundene Hemmung des Insulins zur Erhöhung des Blutzuckers führen. Deshalb steigt bei Diabetikern nach Streß der Blutzucker an, während gesunde Menschen dies ausgleichen können.

Für die Ausschüttung von Insulin im Körper werden die Mineralstoffe Kalium und Calcium benötigt. Ein Überschuß an Natrium (zum Beispiel durch Kochsalz oder Konservierungsstoffe) verdrängt diese Stoffe und ist deshalb für Diabetiker sehr ungünstig (-> Stoffwechselstörungen). Auch zuviel Cortison kann einen Insulinmangel hervorrufen. Dabei ist es gleichgültig, ob das Cortison durch eine Erkrankung im Körper selbst produziert wird (Steroid-Diabetes) oder bei Behandlung von Hautkrankheiten durch die Haut eindringt. Zusätzlich beeinflussen noch andere Drüsen (zum Beispiel die Schilddrüse) die Insulinausschüttung.

Ein gestörter Zuckerstoffwechsel kann degenerative Veränderungen der Bauchspeicheldrüse und der Leber sowie Erkrankungen des Nervensystems nach sich ziehen. Durch den hohen Blutzucker können sich auch die Einfachzucker mit Eiweiß verbinden. Dies hat einerseits zur Folge, daß weniger Zucker für die Energieversorgung der Zellen zur Verfügung steht, andererseits werden dadurch wichtige Eiweiße unbrauchbar. So kann es zum Beispiel zu einer mangelnden Sauerstoffversorgung des Gewebes (Veränderung am sauerstofftransportierenden Bluteiweiß, Blutarmut) und zu Veränderungen der Eiweiße im Auge kommen. Ein großer Teil von Augenerkrankungen läßt sich auf übermäßige Zuckerzufuhr oder, genauer gesagt, auf einseitige Ernährung zurückführen.

Haushaltszucker verbraucht bei der Verarbeitung im Körper in hohem Maß Vitamine und Mineralstoffe. Ein überhöhter Zuckerverbrauch bewirkt deshalb immer auch einen Mangel an diesen Stoffen. Dies macht sich bei Erwachsenen in schneller Reizbarkeit, Neigung zu Krämpfen, Störungen bei der Verdauung, Angstgefühlen, Konzentrationsschwäche, verminderter intellektueller Leistungsfähigkeit und bei Kindern durch auffälligen Widerspruchsgeist bemerkbar.

2.4 Der Fettstoffwechsel

Die Umwandlung von Kohlenhydraten in Fett vollzieht sich teils in der Leber, teils im Fettgewebe. Hier finden die zahlreichen biochemischen Reaktionen statt, die man in ihrer Gesamtheit als Fettstoffwechsel bezeichnet. Der Fettstoffwechsel spielt im Organismus eine wichtige Rolle als Energiespeicher und bei der Bereitstellung der Energiereserven.

Alle im Körper vorkommenden Fette werden entweder der Nahrung entnommen oder durch Biosynthese in der Leber hergestellt. Bei der Verdauung von Fetten sind die Galle (für die Emulgierung) und die Bauchspeicheldrüse (für die Aufspaltung) bedeutsam, da sie die Enzyme für diese Vorgänge liefern. Mit Hilfe von Cholesterin und einem besonderen Darmenzym werden die aufbereiteten Bestandteile der Fette dann in das Lymphsystem des Darms aufgenommen und auch über Lymphgefäße weiter im Körper verteilt. Überschüssiges Fett wird als sogenanntes Depotfett besonders in Bindegewebszellen der Unterhaut abgelagert. Bei krankhaft vermehrter Fettbildung kommt es zur Verfettung einzelner Organe und Arterioskleroseherden.

Die bekanntesten und in der Medizin am häufigsten gemessenen Fette sind die Triglyceride sowie Cholesterin. Auch wenn Sie sich völlig fettfrei ernähren, wird die Nahrungsenergie in Form von Triglyceriden gespeichert. Chemisch gesehen verbinden sich dabei drei Fettsäure-Teilchen mit einem Glycerin-Teilchen. Ist dieser Teil des Fettstoffwechsels gestört, so neigt man zu Fettleibigkeit (Adipositas), Herzbeschwerden und Gefäßerkrankungen. Sobald der Körper keinen Energie-Nachschub mehr erhält, beispielsweise beim Fasten, findet die umgekehrte Reaktion statt: Fett wird mobilisiert, das heißt aus den Depots herausgelöst, chemisch in seine Bausteine (Fettsäuren und Glycerin) zerlegt und über das Blut zu den Zellen geschickt. Dabei erhöht sich die Konzentration von Fettsäuren und Glycerin im Blut. Cholesterin ist wegen seiner Beteiligung bei Gefäßerkrankungen besonders bekannt geworden. Dies hat dazu geführt, daß sich viele

Menschen heute möglichst cholesterinarm ernähren. Obwohl der genaue Mechanismus derzeit noch umstritten ist, scheint es, daß erst nach einer Vorschädigung der Gefäße Cholesterin zu krankhaften Ablagerungen führen kann. Auch sind von den etwa 30 verschiedenen Cholesterinen nur oxidierte Formen schädlich, wie sie zum Beispiel in Eiern, Milch und Konservierungsstoffen vorkommen.

Cholesterine werden in gewissen Mengen vom Körper dringend benötigt, da sie ein wesentlicher Bestandteil der Zellmembran sind, zum Beispiel bei bestimmten Nervenzellen, den Nebennieren, dem Gehirn, der Haut, der Milz und den Eierstöcken. Die Cholesterine werden zusammen mit anderen Fetten von den Lymphgefäßen aufgenommen und zum Teil zu den Zellen transportiert, zum Teil sofort zur Leber geschafft. Dort erfolgt die Umwandlung in die zur Verdauung benötigten Gallensäuren, ein Teil wird allerdings unverändert über Galle und Darm ausgeschieden.

Einige Bakterien unserer Darmflora können Cholesterine chemisch spalten. Dadurch wird die Menge an Cholesterin, die nach Verzehr ins Blut gelangt, auf das normale Maß verringert. Wenn jedoch im Darm eine Fehlbesiedelung vorliegt, zum Beispiel nach Einnahme von Antibiotika und anderen Medikamenten, so unterbleibt diese Spaltung und der Cholesterin-Spiegel im Blut steigt an. Solche Störungen des Cholesterinstoffwechsels kommen bei Zuckerkrankheit und bei Gelbsucht vor.

2.5 Ursachen von Stoffwechselstörungen

Neben anderen Möglichkeiten sind die wichtigsten Störungen des Stoffwechsels meist auf eine Schwächung der Bauchspeicheldrüsenfunktion zurückzuführen. Wie kann es dazu kommen? Hier die häufigsten Ursachen.

Erbliche Belastung: Erbliche Belastungen können zu einem schwachen Pankreas führen, wenn bei Eltern oder Großeltern Diabetes oder Pankreaskrebs aufgetreten ist.

Nicht gestillt werden: In den ersten drei Monaten ist die Bauchspeicheldrüse eines Säuglings noch nicht vollständig entwickelt. Deshalb hat es die Natur wohl so eingerichtet, daß die Muttermilch mit Verdauungs-stoffen (Enzymen) angereichert und daher leicht verdaulich ist. Falls ein Säugling fremde Milch (also fremdes Eiweiß) bekommt, wird die noch nicht ausgereifte Bauchspeicheldrüse über ihre Fähigkeiten beansprucht. Es kommt zu fehlerhaften Eiweißspaltungen und so zu einer beginnenden Stoffwechselstörung. Wenn eine Mutter wirklich nicht stillen kann, sollte sie zuerst mit homöopathischen Mitteln die Milchproduktion anregen. Bleibt auch dies ohne Erfolg, kann sie als Ersatz für die Muttermilch notfalls Sojamilch verwenden.

Einnahme von Medikamenten: Medikamente haben bekanntermaßen meist auch Nebenwirkungen. Während Schwangerschaft und Stillzeit können sich diese ungewünschten Effekte über die Plazenta auch auf das Kind übertragen. Beispielsweise kann die Einnahme von Eisenprä-paraten das Arzneimittelbild von Ferrum (= Eisen) hervorrufen, das neben anderen Symptomen, wahrscheinlich indirekt, die Bauchspei-cheldrüse schwächt.

Zahntabletten: Zahntabletten enthalten als Wirksubstanz Natrium fluo-ratum. Wird dem Säugling dieser natriumhaltige Stoff über längere Zeit zugeführt, kann das Überangebot an Natrium das Gleichgewicht zwi-schen den Mineralstoffen des Körpers stören. In diesem Zusammen-hang wichtig sind die Mineralstoffe Natrium, Kalium, Calcium, Magne-sium und Zink. Befindet sich im Körper zuviel Natrium, so werden Calcium und Zink von ihren Wirkungsorten verdrängt. Zink ist bedeut-sam für die Arbeit des Pankreas, ein Calciumverlust verschiebt wahr-scheinlich den Säurewert des Körpers und beides zusammen führt zu allergischen Reaktionen. Ein Mangel an Calcium vergrößert gleichzei-tig die Aufnahmefähigkeit für das giftige Schwermetall Blei (zum Bei-spiel aus Autoabgasen). Viele unter Verstopfung leidende Kinder haben auf diese Weise übermäßig viel Blei im Körper angesammelt. Na-trium nehmen wir auch mit anderen Stoffen reichlich auf:

NaCl (Natrium chloratum)	-> in Salz
NaF (Natrium fluoratum)	-> in Fluortabletten
$NaPO_4$ (Natrium phosphoricum)	-> in Konservierungsstoffen

Im Körper gibt es gleichsam eine Rangordnung unter den Mineralstof-fen. Sie gibt an, welcher Stoff bei einem Überangebot den oder die anderen verdrängen kann (-> Abbildung 18)

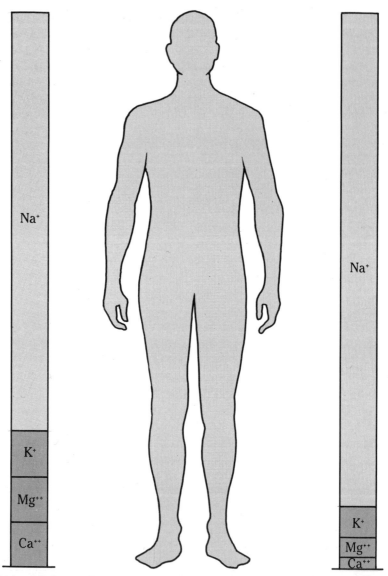

Abb. 18: Ionen-Zusammensetzung im Körper (schematische Übersicht): Ein Überangebot an Natrium in der Nahrung kann sowohl Kalium wie auch Calcium aus der Gewebeflüssigkeit vertreiben. Das für zahlreiche biochemische Reaktionen als Katalysator dienende Magnesium wird durch Calcium-Überschuß verdrängt.

64

Nun ist in Zahntabletten als zweiter Bestandteil auch noch Fluor enthalten, das man aus der Chemie als ein sehr aggressives Element kennt. Seine medizinischen Auswirkungen sind nach wie vor zum Teil unbekannt, zum anderen Teil umstritten. Fluor wird im Körper für die Härtung von Zahnschmelz und Knochen benötigt. Ein Mangel an Fluor fördert in Verbindung mit Eisenmangel offensichtlich die Kariesbildung. Doch auch eine zu starke Fluorzufuhr verändert den Zahnschmelz und es kann zur Fluorose kommen, die sich in krankhaften Zahn- und Knochenveränderungen äußert. Auch Nierenschäden und Störungen im Eisenstoffwechsel sind mögliche Folgen.

Überschüssiges Fluor verbindet sich überdies gerne mit Calcium, was neben dem beobachtbaren Calcium-Mangel zur Übererregbarkeit von Muskeln (zum Beispiel Verkrampfungen) und Allergien führen kann.Da gleichzeitig der Zuckerstoffwechsel blockiert wird, treten zusätzlich Durchfälle und Erbrechen auf. Auch das homöopathische Arzneimittelbild von Natrium fluoratum zeigt, zu den medizinischen Beobachtungen passend, für diesen Stoff höchst unerfreuliche Symptome wie Krämpfe und Epilepsie.

In einigen Ländern hat sich die Meinung durchgesetzt, daß Karies mit einer Fluorierung des Trinkwassers bekämpft werden könnte. Mittlerweile gibt es dazu schon jahrzehntelange Erfahrungen (USA, Schweden), die nach schönen Anfangserfolgen bei Kindern langfristig doch erhebliche Bedenken hervorgerufen haben. Trotz besserer Zähne in der Jugendzeit, scheint der Zahnverfall im Alter schneller zu verlaufen.

2.6 Krankheitserreger

Täglich kommt unser Körper über die Nahrung, die eingeatmete Luft oder durch Wunden mit unglaublich vielen Mikroorganismen (Kleinstlebewesen) in Berührung. Meist sind diese Kontakte für uns harmlos, denn unser Immunsystem ist fleißig damit beschäftigt, alle Eindringlinge unschädlich zu machen und zu beseitigen.

Solange unser Stoffwechsel in Ordnung ist, und wir körperlich und psychisch im Gleichgewicht sind, führt eine Infektion nicht zur Krankheit.

Erst bei gestörtem Stoffwechsel kann das Immunsystem die fremden Mikroorganismen nicht mehr beherrschen, plötzlich werden sie für uns zu "Krankheutserregern".

Pilze

Ohne daß wir es merken, führt unser Körper einen ständigen Abwehrkampf gegen die zahlreichen Pilze, die uns praktisch allgegenwärtig umgeben. Doch ist unsere Abwehr geschwächt und der Stoffwechsel nicht in Ordnung (zum Beispiel bei Diabetes oder pH-Wert-Verschiebung), können sich Pilze in Darm, Genitaltrakt, Blase, Lunge oder Haut ansiedeln und vermehren. Ein gesunder Organismus ist für Pilze nicht anfällig.

Drei große Gruppen von Pilzen sind für Krankheiten beim Menschen verantwortlich:

1. Hautpilze
2. Hefepilze: zum Beispiel Candida albicans (Magen-Darm-Trakt, Genitalbereich, Haut), Geotricum candidum (Darm), Penicillium camberti, Bierhefe
3. Schimmelpilze: sie erzeugen den Giftstoff Aflatoxin, der die Leber belastet.

Pilze produzieren bei ihrem Stoffwechsel Gase und Methylalkohol, den sogenannten "Fusel", der nicht wie gewöhnlicher Alkohol in der Leber durch das Enzym Alkoholdehydrogenase entgiftet werden kann. Aus diesem Grund kann man sich durch Pilzbefall einen Leberschaden zuziehen. Patienten wirken bei dieser Erkrankung, als wären sie ständig leicht betrunken. Dies gilt übrigens auch für viele hyperaktive Kinder. Wieviele Kinder wurden wohl erst nach der Einnahme des ersten Antibiotikums (ein Pilzprodukt) hyperaktiv?

Symptome, die bei einem Pilzbefall auftreten können:

* Juckreiz
* Entzündung (Rötung) im Genitalbereich und am After
* Migräne durch aufgenommene Gifte aus dem Darm
* Knochen- und Muskelschmerzen

* Asthma, chronische Bronchitis
* Paradontose
* Nicht erklärbare Augen- und Ohrenschmerzen
* Blasenreizung

Bei einer Behandlung von Pilzerkrankungen muß man die Ursachen beseitigen (gestörter Stoffwechsel, falscher pH-Wert) und nicht die Symptome (Pilzbefall) unterdrücken. Auch sollte eine streng zuckerfreie Diät die Behandlung begleiten.

Bakterien

Bakterien sind in Milliardenzahl in unserem Körper vertreten. Solange sie im Gleichgewicht mit dem Körper und bei richtigem pH-Wert leben, sind die meisten überaus nützlich. Kommt die bakterielle Flora im Darm jedoch ins Ungleichgewicht, so treten ernste gesundheitliche Störungen auf. Im wesentlichen unterscheidet man 2 Arten von Bakterien:

* solche, die nützlich für uns sind, und mit denen der Körper in Symbiose (Harmonie) lebt, zum Beispiel die Darmbakterien

* solche, die dem Körper schaden und die vom Immunsystem erkannt und vernichtet werden, zum Beispiel "Krankheitserreger" wie Staphylokokken oder Streptokokken. Sie gelangen über Ansteckung, verdorbene Lebensmittel oder offene Wunden in den Körper.

Der Dünndarm braucht Enterokokken und Laktobazillen, um die mit der Nahrung aufgenommenen Kohlenhydrate im Darm verarbeiten zu können. Dabei entsteht unter anderem Milchsäure, die den Darm durch eine natürliche pH-Wert-Änderung vom neutralen oder alkalischen in ein leicht saures Milieu überführt. Einige Bakterien brauchen wir für die Bildung beziehungsweise Resorption von Vitaminen. Im Dickdarm sorgt die Bifidusflora dafür, daß der pH-Wert gleichbleibend 5.8, in zivilisierten Ländern 6.5 beträgt, da bei diesem Wert die jeweils nötigen Verdauungsenzyme optimal arbeiten. Ein pH-Wert über 7 zeigt an, daß im Darm Ammoniak gebildet wird. Dieser alkalische Stoff gelangt nach Aufnahme durch den Darm in die Leber, wo er zu

Harnstoff verarbeitet wird. Auf diese Weise kommt es zu pH-Werten im Urin von mehr als 7 (zum Beispiel bei Vegetariern).

Andere Bakterien im Dickdarm:

*   Colibakterien (zusammen mit Enterokokken) ca. 1%
*   Bakteroides 60%
*   Eubakterien 20-25%
*   Restliche Bakterien 14%

Zwischen Dünn- und Dickdarm befindet sich die Ileozökalklappe, eine hermetisch abschließende Hautfalte, die sich über Reflexe nur bei der Ausscheidung öffnet und so verhindert, daß Bakterien aus dem Dickdarm in den Dünndarm zurückwandern. Nur in seltenen Fällen, wenn diese Klappe nicht funktioniert, kann sich eine Vermischung der Bakterienstämme ereignen. Durchfall und Bauchschmerzen sind die Folge, weil nun der Dünndarm nicht mehr richtig arbeiten kann.

Viren

Viren sind die kleinsten unter den Mikroorganismen, deutlich kleiner noch als Bakterien. Dies mag der Grund sein, warum man sie auch als letzte entdeckt hat. Sie sind im wahrsten Sinne des Wortes der Übergang zwischen toter und lebender Materie. Die meiste Zeit verbringen sie in einem leblosen Zustand als Eiweißkristall, in dem die Erbinformation eingeschlossen ist. Erst in lebenden Zellen "erwacht" das Virus und verändert mit seiner eigenen Erbinformation die des Gastgebers so gründlich, daß diese Zelle ab sofort nur noch Viren herstellt. Auf diese Weise vermehren sich Viren.

Unser Körper reagiert auf einen Befall durch Viren mit Fieber um 40°C, falls die Immunabwehr in Ordnung ist. Deshalb verlaufen zum Beispiel Grippe-Erkrankungen meistens mit hohem Fieber. Vor allem die Grippewellen, die jedes Jahr über uns hereinbrechen, haben schon oft den Wunsch nach einer vorbeugenden Impfung laut werden lassen. Ob aber eine sichere Impfung überhaupt möglich ist, wird derzeit von Wissenschaftlern noch sehr bezweifelt. Die nötigen Untersuchungen sind dadurch erschwert, daß man Viren nicht wie Bakterien auf künstlichen Nährböden züchten kann.

Auch für eine Behandlung von Viruserkrankungen hat die Medizin noch kein schlüssiges Konzept. Antibiotika wirken bei Viren nicht, sie werden lediglich zur Vermeidung von anderen Komplikationen eingesetzt. So bleibt den Ärzten nur die Möglichkeit, das Immunsystem beim selbständigen Kampf gegen diese Erreger zu unterstützen. Die Naturheilkunde hingegen kann virale Erkrankungen erfolgreich mit Nosoden behandeln.

Ein Virus hat sich seit 1980 ganz besonders ins Bewußtsein der Menschen gedrängt: das HIV (Human Immundeficiency Virus) oder menschliches Immunschwäche-Virus. Dieses als Erreger von AIDS bekannte Virus ist wegen seiner erstaunlichen "Verkleidungskünste" besonders schwer zu fassen. Weder Impfung noch Heilung sind hier derzeit in Sicht.

2.7 Was man über Impfungen wissen sollte

Zur Vorbeugung gegen einige, in der Vergangenheit oft tödlich endende Infektionskrankheiten hat die Medizin das Prinzip der aktiven Schutzimpfung (= aktive Immunisierung) entdeckt. Heute ist die Medizin bestrebt, gegen jede denkbare Infektionskrankheit einen Impfstoff zu entwickeln und möglichst viele Menschen damit zu impfen. Leider haben sich neben den Vorteilen der Impfungen auch recht schwerwiegende Nachteile - sprich: gesundheitliche Schäden - eingestellt. So treten zum Beispiel als Folge von Polio-Impfungen Lähmungen oder Muskelschwund auf.

Bei einer aktiven Impfung bringt man die Erreger einer Infektionskrankheit in den bis dahin unvorbelasteten Organismus. Diese abgetöteten oder abgeschwächten Erreger sollen den Körper dazu anregen, Abwehrstoffe (Antikörper) zu bilden, um so eine ernsthafte Infektion von vorne herein wirksam zu bekämpfen. Allerdings sind die Ansichten über Impfungen recht unterschiedlich. Manche schützen wirklich und manche schaden mehr als man denkt.

Die wichtigsten Impfungen

Nach Meinung vieler Homöopathen sollte man nur folgende Impfungen durchführen: Tetanus, Diphterie, Kinderlähmung und Tuberkulose. Die anderen Impfungen sind entweder meist nutzlos (zum Beispiel Grippe) oder die Gefahr eines Impfschadens ist sehr groß (zum Beispiel Pockenimpfung). Sie belasten den menschlichen Körper besonders, wenn eine Eiweißstoffwechselstörung vorliegt. Vor allem bei Kindern sind häufig Verschlimmerungen von Stoffwechselerkrankungen nach Impfungen aufgetreten (zum Beispiel bei Zuckerkrankheit). Ich möchte Ihnen deshalb zu den wichtigsten Impfungen einige Ratschläge geben.

Tetanus: Tetanusbakterien finden sich fast überall, zum Beispiel in Pferdemist, Gartenerde, rostigen Metallgegenständen, Straßenstaub und Holzsplittern. Zu einer Infektion kann es nur bei Wunden kommen, die von der Luft abgeschlossen sind. Eine blutende Wunde ist deshalb nicht so gefährlich wie eine Nadel- oder Dornenstichverletzung, bei der sich die Wundoberfläche schnell schließt. Eine Tetanusinfektion endet meistens tödlich. Aber es wurden auch 13 Todesfälle als Folge von Tetanusimpfungen nachgewiesen. Deshalb sollte man eine Tetanusimpfung nur mit einer homöopathischen Begleittherapie durchführen. Dazu kann man Sulfur D4 (3mal 5 Globuli tgl.) eine Woche lang einnehmen.

Diphterie: Seit Einführung der Diphterie-Impfung sind in Deutschland nur noch wenige Diphterie-Erkrankungen aufgetreten. Zur besseren Verträglichkeit kann man diese Impfung mit einer homöopathischen Zusatztherapie begleiten: Eine Woche lang Hepar sulfuris D6 (3mal 5 Globuli tgl.) und Echinacea D2 (3mal 5 Globuli tgl.) zehn Tage lang einnehmen.

Kinderlähmung: Dies ist eine sehr wichtige, aber auch sehr gefährliche Impfung. Es sind bereits einige Lähmungen danach registriert worden. Man sollte diese Impfung nicht nur mit Sulfur (-> Tetanus), sondern auch mit Hypericum D4 (3mal 5 Globuli tgl.) für mindestens sieben Tage begleiten.

Tuberkulose: Die Impfung gegen Tuberkulose heißt BCG-Impfung (aus dem Französischen: Bacille Calmet Guerrin) und wird meist bis zum 5. Tag nach der Geburt durchgeführt. Dieser Zeitpunkt ist strikt einzuhalten, da das Baby bis dahin noch keine eigenen Antikörper besitzt, so daß es nicht zu einer massiven Reaktion kommen kann. Den langjährigen Streit über ihre Wirksamkeit hat die Weltgesundheitsorganisation jetzt eindeutig entschieden: Eine Impfung kann schwere Schäden an der Haut nahe der Impfstelle, an den Augen, am Knochengerüst und im Zentralnervensystem hervorrufen. Auch über eine Ausbreitung der Impfgeschwüre auf den ganzen Körper, über Erkrankungen aller Körperorgane und das Auftreten von Tuberkulose - meist mit tödlichem Verlauf - wurde berichtet.

Aus den genannten Gründen ist diese Impfung nur in Sonderfällen zu empfehlen. Kinder, deren Mütter die eugenische Kur in der Schwangerschaft durchgeführt haben, vertragen die Tuberkuloseimpfung wesentlich besser als andere. Doch sollten Sie die Kinder zwei Wochen nach der Impfung eine Gabe Tuberculinum D30 zur Ausleitung einnehmen lassen. Unabhängig von der Art der Tuberkulose-Impfung empfehle ich für die stillende Mutter, in dieser Zeit Umckaloabo-Urtinktur (3mal 5 Tropfen tgl.) für mindestens 3 Tage einzunehmen, da diese Tinktur ein gutes Ausleitungsmittel für Tbc ist.

Zecken: Zecken (auch "Holzbock" genannt) gibt es in vielen Gebieten Deutschlands schon immer. Dieses zu den Spinnen gehörende Tierchen wartet auf Zweigen darauf, daß ein warmblütiges Lebewesen vorbeikommt, von dessen Blut es sich ernähren kann. Seit einigen Jahren breiten sich aber zwei durch Zecken übertragene Krankheiten immer mehr aus. Dazu gehört einmal die gefürchtete Hirnhautentzündung FSME (Früh-Sommer-Meningo-Encephalitis), die von Arbo-Viren hervorgerufen wird und gegen die ein Impfstoff entwickelt werden konnte. Zecken übertragen aber auch Borrelien, die beim Menschen Kopfschmerzen, Magen-Darm-Beschwerden, Herzrhythmus-Störungen, arthrotische Beschwerden, Fieber und sogar Gesichtslähmungen auslösen können. Gegen den Befall mit Borrelien (Borreliose) gibt es derzeit noch keine Impfmöglichkeit.

Die »Zeckenimpfung« als Vorbeugung gegen eine Hirnhautentzündung zu empfehlen oder nicht zu empfehlen, beinhaltet in jedem Fall ein hohes Risiko. Da es als erwiesen gilt, daß unter etwa 1000 Zeckenbissen nur eine Übertragung von Erregern stattfindet, steht der Schutz einer von tausend Personen gegen die Belastungen, denen man 999 Menschen durch die Impfung aussetzt.

71

Um negative Folgen eventueller Impfschäden abzuschwächen, ist die Gabe der Nosode FSME D60 und der Nosode Zeckenbißfieber D200 (eine Ampulle) sinnvoll. Zur Ausleitung von Impfschäden kann man Sulfur D200 (5 Globuli) und Belladonna D30 (5 Globuli) sowie zusätzlich Phytolacca D3 (3mal 5 Globuli tgl.) fünf Tage lang einnehmen.

Auch ohne Impfung ist eine Vorbeugung gegen Zeckenbisse möglich. Dazu verdünnt man Sabadilla-Tropfen D2 (10 Tropfen) mit einem halben Liter Leitungswasser und besprüht sich und die Haustiere damit, bevor man einen Spaziergang durch gefährdetes Gebiet macht. Nehmen Sie zusätzlich noch Sabadilla D12 (1mal 5 Globuli tgl.), dürften sie mit dieser "Ausrüstung" nicht von Zecken gebissen werden. Auch die Einnahme von Vitamin B_1 hat sich als zweckmäßig erwiesen. Nehmen Sie davon 1 halbe Tablette morgens und 1 halbe Tablette abends, so erzeugen sie eine für den Menschen nicht wahrnehmbare Ausdünstung, die von allen Insekten einschließlich der Zecken gemieden wird.

Gibt es Impfschäden?

Will man die Frage beantworten, ob Impfungen wirklich ungefährlich sind, begibt man sich auf ein sehr umstrittenes Gebiet. Sollten Sie mehrere Ärzte zu diesem Thema befragen, werden Sie sehr unterschiedliche Antworten bekommen. Die überwiegende Mehrzahl naturheilkundlicher Ärzte wird Ihnen jedoch zur Vorsicht raten. Ich möchte Ihnen die Gründe dafür darlegen.

Schon im vorigen Jahrhundert erlebte man, daß Impfungen nicht immer ohne Zwischenfälle verliefen. Die auftretenden Gesundheitsschäden wurden damals aber nicht auf die Impfungen selbst zurückgeführt, sondern auf den impfenden Arzt. Bei der Bevölkerung hieß es dann: "Bei diesem Herrn Doktor werden die Kinder nach der Impfung blöd" oder "Die Kinder bekommen Krampfanfälle". Erst 1912 wurde in Frankfurt am Main als erster in Deutschland anerkannter Impfschaden ein Fall von Hirnschädigung gemeldet.

Für die Anerkennung eines Hirnschadens als Impffolge wird das Auftreten und der Nachweis bestimmter Symptome in der Zeit vom 3. bis zum 18. Tag nach der Impfung, mit Schwerpunkt am 9.Tag, gefordert. Dabei handelt es sich um Symptome wie Fieber, Bewußtlosigkeit,

Krampfanfälle, Lähmungen und ähnliche. Daneben gibt es auch leichte Schädigungen, die entweder überhaupt nicht in Bezug zur Impfung gebracht werden oder erst als nicht mehr beweisbare Spätfolge auftreten.

Das Syndrom des *plötzlichen Kindstodes*, das bisher wissenschaftlich nicht erklärt worden ist, kann man wahrscheinlich auf einen Impfschaden zurückführen.

Besonders groß ist die Gefahr eines Impfschadens bei Kindern, die einen *gestörten Eiweißstoffwechsel* geerbt oder erworben haben. Sie vertragen eine Impfung (also fremdes Eiweiß) viel schlechter als gesunde Kinder. Da ein gestörter Eiweißstoffwechsel aber schulmedizinisch nicht nachzuweisen und zu messen ist, werden diese Kinder meist als völlig gesund und impftauglich bezeichnet.

Immer häufiger treten Störungen bei Kindern auf, die man in Deutschland als *hyperaktives Syndrom* bezeichnet. Diese Kinder haben Aufmerksamkeitsstörungen, sind unruhig, benehmen sich auffällig und aggressiv. Häufig fallen sie als schwererziehbare Kinder auf. Ärzte pflegen in solchen Fällen als Ursache eine leichte Hirnfunktionsstörung anzugeben, die sie MCD (Minimale Cerebrale Dysfunktion) nennen. Den Eltern wird gesagt, daß die eigentliche Ursache unbekannt ist und die Störung sich möglicherweise auf Sauerstoffmangel während der Geburt zurückführen läßt. Zur Behandlung des Syndroms erhalten die Kinder Psychopharmaka und Beruhigungsmittel.

Auch die Schweiz kennt dieses Problem. Dort wird die Krankheit als POS bezeichnet, was *Psychoorganisches Syndrom* bedeutet. Es beschreibt Kinder, die aggressiv sind, unkontrolliertes Verhalten, Konzentrationsschwäche, verminderte oder fehlende Hemmschwelle, Wahrnehmungstörungen sowie einige andere Symptome aufweisen. Das Hyperaktive oder Psychoorganische Syndrom ist eine Stoffwechselstörung, die durch Impfung(en) zumindest ausgeprägter auftreten kann.

Immer häufiger werden auch Kinder mit *Neurodermitis* registriert, häufen sich die Erkrankungen an Leukämie und treten schon im frühen Kindesalter sehr viele *Seh- und Hörstörungen* auf. Mehr und mehr Kinder *schielen*, jedes zweite Schulkind leidet an einer erheblichen Aufmerksamkeitsstörung, zahlreiche Kinder lernen spät und zudem noch schlecht sprechen. Auch sind immer mehr Kinder nicht in der Lage, in der Schule richtig lesen oder schreiben zu lernen, was bis zur *Legasthenie* führen kann.

Weiter werden die Fälle von jugendlichen Zuckerkranken (Diabetikern), die regelmäßig Insulin nehmen müssen, immer mehr. Man weiß, daß der *kindliche Diabetes* von einer Bauchspeicheldrüsenstörung herrührt, wie sie auch von Viren verursacht werden kann. Doch gibt es auch anerkannte Fälle von kindlicher Zuckerkrankheit, die als Impfschaden nach Pocken- oder Mumpsimpfungen bekannt geworden und in der Literatur beschrieben sind.

Versuchen Sie einmal, sich vorzustellen, in welchem Maß das unreife und empfindliche Immunsystem von Säuglingen und Kleinkindern durch die zahlreichen Impfungen belastet wird, wie sie heutzutage üblich sind. Mit jeder einzelnen führt man dem kleinen Wesen unzählige Giftstoffe in Form von abgeschwächten oder toten Bakterien zu. Dies ist ein massiver Eingriff in das kindliche Immunsystem, der schnell zur Ursache von andauernden Störungen werden kann.

Sind solche massiven Störungen beispielsweise durch eine Infektionskrankheit bedingt, muß man sie als Schicksalsschlag hinnehmen. Ein Impfschaden aber ist nicht unvermeidbar, er wird durch die Hand eines Menschen verursacht. Deshalb teile ich die Haltung vieler naturheilkundlicher Ärzte, mit Impfungen besonders zurückhaltend zu sein. Dankenswerterweise gibt es in Homöopathie und Nosodentherapie auch noch Möglichkeiten, die Ursachen von Impfschäden aus dem Körper auszuleiten und damit den Zustand der Menschen zu verbessern.

2.8 Störfelder und Methoden ihrer Beseitigung

Unter Störfeldern versteht man in der Naturheilkunde alle die Einflüsse, die über Strahlung oder geladene Teilchen die energetische Balance des Körpers aus dem Gleichgewicht bringen können und so zu teilweise massiven Beeinträchtigungen der Gesundheit führen. Sie sind besonders dann von Bedeutung, wenn sie über längere Zeit auf den Körper wirken können, zum Beispiel am Schlafplatz oder wenn das Störfeld im Körper selbst liegt.

Natürliche Strahlungsfelder

Nicht jeder Schlafplatz ist für den Menschen gleich gut. Es gibt Plätze, an denen wir ausgeruht und erholt aufwachen. An anderen schläft man schwer ein, wird nachts öfter wach und steht morgens völlig erschöpft auf. Besonders empfindlich reagieren Kleinkinder bis ins schulpflichtige Alter: Sie kriechen in eine Ecke des Bettes, drehen sich ständig um, schreien oder wandern, wenn möglich, in der Nacht zu ihren Eltern. Tiere wissen viel besser, welcher Schlafplatz für sie geeignet ist: Beispielsweise legen sich Hunde grundsätzlich nie auf eine durch Erdstrahlung belastete Stelle, während Katzen diese Plätze offensichtlich geradezu suchen.

Wir Menschen neigen eher dazu, unseren Körper mit Schlaftabletten zu zwingen, an beliebigen Schlafplätzen zu bleiben. Damit vergehen wir uns jedoch gegen die natürliche Reaktion unseres Unterbewußtseins, das uns vor dem Energieverlust an einem ungeeigneten Schlafplatz bewahren will. Wird uns während der nächtlichen Erholungsphase auf Dauer Energie geraubt, stört dies das Gleichgewicht unseres Körpers ganz empfindlich. So ist zum Beispiel Krebs nicht nur eine massive Stoffwechselstörung, sondern auch auf den Verlust von Energie zurückzuführen. Dies wurde bekannt als das Phänomen "Krebsbett". Es beruht auf der Beobachtung, daß in manchen Bauernfamilien über Generationen hinweg immer der Mann an Krebs starb, und diese Männer stets die gleiche, belastete Schlafstelle hatten.

Durch die Einnahme von homöopathischen Mitteln wird man gegenüber einem Strahlungen ausgesetzten Schlafplatz noch sensibler, und die körperliche Reaktion noch heftiger. Daher empfiehlt es sich, den Schlafplatz mit einer Elektroakupunktur-Testung kontrollieren zu lassen. Die Messung wird an einem Punkt des Milzmeridians durchgeführt, der für unser Abwehrsystem verantwortlich ist: dem RES (Reticulo-Endothelial-System). Ergeben sich hier niedrige Werte (unter 50), so befinden sich am Schlafplatz geopathische (durch Erdstrahlung hervorgerufene) Störungen. Mißt man Werte über 60, ist der Schlafplatz durch elektromagnetische Felder (meist durch Stromleitungen) belastet und man kann eventuelle andere Störungen gar nicht erkennen. Beide Möglichkeiten wirken sich nachteilig auf den Körper aus, weil er genau in der Phase gestört wird, in der er sich erholen soll. Folgende Störfelder sind für die Wahl des Schlafplatzes von Bedeutung:

* 1. Gitter: Globalgitter (Hartmann-Gitter, Richtung Ost-West ca. alle 2 m, Richtung Nord-Süd ca. alle 2,5 m
* 2. Gitter: Currynetz, verläuft im 45°-Winkel zum Globalgitter mit einem Abstand von etwa 3 bis 4 m
* 3. Gitter: hat keine Richtung, die Experten sind sich mit der Auslegung nicht einig
* 4. Gitter: baut sich schachbrettförmig im Wohnhaus auf, wenn die Erde durch Kelleraushebung verletzt wird
* Wasseradern
* Erdverwerfungen
* Erdrisse

Was kann man bei einem gestörten Schlafplatz unternehmen? Die beste Lösung ist, einen Rutengänger kommen zu lassen, der entweder eine bessere Schlafstelle sucht oder gegebenenfalls eine "Abschirmung" durchführt. In der Praxis ergibt sich jedoch meist das Problem, einen guten Wünschelrutengänger zu finden, der auch die Abschirmung eines Störfeldes richtig beherrscht. Zu diesem Zweck muß er die Strahlung im Bereich verschiedener Wellenlängen mit der Rute messen. Hat er die vorhandenen Strahlungsarten, ihre Ausrichtung sowie eventuelle Überkreuzungen gefunden, kann er entweder strahlungsfreie Plätze oder die zur Abschirmung nötigen Maßnahmen empfehlen. Ich habe die Wirksamkeit einiger der angebotenen Abschirmmethoden und -geräte mit Hilfe der Elektroakupunktur-Testung überprüft. Bei meinen Messungen konnte ich nur dann eine Wirkung feststellen, wenn an der richtigen Stelle »Dipole« genannte Metallstreifen angebracht waren, die offensichtlich den Einfluß der Erdstrahlung mindern. Ähnlich wirksam ist aber auch eine Korkplatte, die man unter das Bett legt. Falls Sie einmal außer Haus schlafen, können Sie als Notbehelf eine Zwiebel unter das Bett legen (nach drei Tagen erneuern). Rutengänger, die ausschließlich Wasseradern suchen, sollten von einer Untersuchung des Schlafplatzes besser die Finger lassen.

Elektrische Störfelder

Alle Stromleitungen sind umgeben von einem elektromagnetischen Feld unterschiedlicher Stärke. Befinden Sie sich in einem solchen Feld, beeinflußt es durch seine Anziehungskraft auf geladene Teilchen

(Ionen) alle die Vorgänge im Körper, an denen elektrische Ladungen beteiligt sind. Unter anderem gehören dazu die Nerventätigkeit und die energieliefernden Reaktionen in den Zellen.

Sie können dem schädigenden Einfluß dieser elektrischen Felder zumindest während des Schlafs entgehen, wenn Sie einen sogenannten *Netzfreischalter* installieren. Er trennt automatisch alle Leitungen im Haus von der Hauptstromleitung, sobald kein Stromverbraucher eingeschaltet ist. Doch selbst wenn Sie einen Netzfreischalter besitzen, sollten Sie alle Geräte (außer natürlich dem Kühlschrank) aus der Steckdose ausstecken, besonders Radio und Radioantenne, Fernseher und Fernsehantenne und Computer. Durch ihre langen Kabelleitungen wirken alle diese Geräte als Empfänger für eintreffende Strahlungen (zum Beispiel Radiowellen). Auf diese Weise entstehen schwache elektrische Felder, auf die unser Körper besonders empfindlich anspricht. Sie ersparen sich durch diese Maßnahmen Alpträume, Schwitzen (kommt auch beim Schlafen über Erdrissen vor), geschwollene Augen (auch über einer Wasserader) und vieles mehr.

Störfelder durch Zähne

Bitte stellen Sie sich vor den Spiegel, öffnen Sie den Mund und sehen Sie nach, wieviel Metall Sie im Mund mit sich tragen. Ein Mensch, der gesund bleiben will, darf im Mundbereich höchstens eine Sorte von Metall aufweisen und selbst da muß getestet werden, ob er sie verträgt. Diese Ansicht ist nicht etwa neu. Dank der Erkenntnisse aus der Chemie wissen wir schon seit langem, daß elektrische Spannungen immer dann auftreten, wenn zumindest zwei verschiedene Metalle durch eine leitende Flüssigkeit in Verbindung treten. Sie können das in jedem guten Lexikon unter dem Stichwort "Redoxpotential" nachlesen.

Tragen Sie nun zwei verschiedene Metallplomben im Mund, so wirken diese wie eine Batterie ("Mundbatterie"). Dabei löst sich das unedlere Metall langsam in geladene Teilchen (Ionen) auf, die über den Speichel in den ganzen Körper gelangen und dort in den Stoffwechsel eingreifen. Die schlimmsten Auswirkungen treten bei Mischmetallen auf, wenn Sie zum Beispiel Amalgam gemischt mit Gold oder anderen Kronen und Brücken im Mund tragen.

Aus den Amalgamplomben löst sich ionisiertes Quecksilber oder auch Silber heraus. So kann sich das homöopathische Arzneimittelbild von Quecksilber oder Silber ausbilden, und Sie bekommen Symptome wie nach einer Quecksilber- oder Silbervergiftung. Zum Arzneimittelbild von Silber gehören zum Beispiel Konzentrationsschwäche, Handschweiß, Schwitzen, Durchfälle (bei Aufregung) und Platzangst. Das Arzneimittelbild von Mercurius (Quecksilber) zeigt Symptome wie Entzündungen, Eiterungen, Speichelfluß, Lymphschädigungen, Ohrenschmerzen, mangelnde Willenskraft und andere.

Darüber hinaus sind Quecksilber, Silber und auch Kupfer die drei Metalle, die sich mit Aminosäuren verbinden, wodurch sich die im Körper hergestellten Eiweiße tiefgreifend verändern. All dies wirkt sich nachteilig auf das ganze Stoffwechselsystem aus. Es wurde auch bewiesen, daß ionisiertes Quecksilber noch in einer Verdünnung von 1:20 000 als starkes Zellgift wirkt. Aus allen diesen Gründen ist eine homöopathische Behandlung bei Menschen mit einem Gebiß voller Amalgamplomben sehr schwer. Dies gilt auch für Kinder, auf die von ihrer Mutter diese Belastungen übertragen wurden.

Aus naturheilkundlicher Sicht sollten grundsätzlich alle Amalgamplomben aus dem Gebiß entfernt und die bereits im Körper kreisenden Giftstoffe ausgeleitet werden. Lassen Sie sich bei der Wahl der Ersatzstoffe nicht nur vom Zahnarzt beraten, da er möglicherweise nur nach seiner Gewinnspanne trachtet. Unbedenklich, weil neutral gegenüber dem Stoffwechsel, sind vor allem Kunststoff, Porzellan und (in kleinen Mengen) Gold.

Der Mensch verträgt gut 1 bis 5 Goldplomben, wenn sich nicht gleichzeitig noch andere metallhaltige Teile im Gebiß befinden. Doch heißt das nicht, daß Goldplomben immer ideal sind. Bei mehr als 6 Gramm Gold im Mundbereich und einer Neigung zu hohem Blutdruck kann die Belastung des Blutdrucks gefährlich werden. Auch im Arzneimittelbild von Aurum (= Gold) zeigt sich zum Beispiel das Symptom Bluthochdruck.

Narben

Narben können die energetischen Bahnen der Meridiane sowie die Verbindung zwischen Head-Zonen und zugehörigen Organen empfindlich stören. Je größer und verwachsener sie sind, desto deutlicher wirken sie als Störfelder. Grundlegende Abhilfe kann mit der Neuraltherapie geschaffen werden, doch können Sie sich mit einigen Mitteln auch selbst behelfen. Verwenden Sie dazu über 3 Monate Calcium fluoratum-Salbe zum Einreiben der Narbe, und gleichzeitig Silicea D6-Tabletten (3 mal 1 Tablette täglich) sowie Hyaluronidate D12 (2mal 5 Globuli täglich) zum Einnehmen.

"Die Begegnung von zwei Menschen ist wie die Begegnung von zwei chemischen Stoffen: beide verändern sich dabei."

William Tarra

3. Möglichkeiten der Stoffwechselregulierung

3.1 Stoffwechselregulation durch Aminosäuren

Wie Sie dem Kapitel "Der Stoffwechsel und seine Störungen" ausführlich entnehmen konnten, werden Stoffwechselerkrankungen direkt oder indirekt durch eine Schädigung oder Schwächung der Bauchspeicheldrüse (Pankreas) und eventuell ein Ungleichgewicht zwischen den Mineralstoffen Natrium, Kalium, Magnesium, Calcium, Eisen, Kupfer und Zink sowie den Spurenelementen hervorgerufen. Um diese Krankheiten homöopathisch behandeln zu können, muß man einerseits die Voraussetzungen für die Pankreasschwäche durch eine Regulation des Stoffwechsels beseitigen und andererseits "Ordnung" in die Arbeitsweise der Bauchspeicheldrüse bringen, indem man die Eiweißspaltung normalisiert.

Dies gelingt mit Hilfe einer biochemisch-homöopathischen Stoffwechselregulierung, bei der man alle 20 Aminosäuren des Körpers in homöopathischen Potenzen verwendet. Welche davon Verwendung finden, kann durch die Elektroakupunkturmessung herausgefunden werden. Mit den ausgewählten Aminosäuren wird der Körper sodann gezielt dazu angeregt, die gewünschte Stoffwechselregulierung selbst vorzunehmen. Diese Maßnahme setzt allerdings voraus, daß der pH-Wert in Ordnung, der Körper also nicht übersäuert ist. Andernfalls müßte eine pH-Wert-Regulierung vorausgehen.

Im Falle einer akuten Erkrankung muß natürlich zuerst diese berücksichtigt werden. Es empfiehlt sich, eventuelle Krankheitserreger in

80

einer Nosode niedriger Potenz für 2 bis 3 Tage zu nehmen. Wenn die Belastung weiter andauert, kann auch eine höhere Potenz dieser Nosode angewendet werden. So wird man zum Beispiel bei akuten Schmerzen durch Gicht die Nosode Acidum uricum (potenzierte Harnsäure) in der Potenz D4 oder D6 einsetzen. Diese Potenz ist auch für den Fall geeignet, daß der Patient zwar Beschwerden hat, die Harnsäurewerte im Labor aber noch nicht pathologisch sind. Zur Ausleitung der Harnsäure verwendet man Lithium carbonicum als Ausleitungsmittel.

3.2 Stoffwechselregulation durch Diät

Es gibt unzählige Arten von Diäten. Manche sind mehr oder weniger gut begründet, manche sind einfach gerade modern. Auch aus biochemischer Sicht hat bei gestörtem Stoffwechsel eine gezielte Diät ihren Sinn und zwar solange, bis der Stoffwechsel wieder reguliert ist. Danach muß man mit dieser Diät aufhören. Eine Diät ist stets als begleitende Maßnahme, nicht als eine Behandlung zu sehen. Sie soll den Körper vorübergehend entlasten und darf nicht zum Dauerzustand werden, außer es handelt sich um eine Schädigung, die nicht mehr beseitigt werden kann (zum Beispiel bei fortgeschrittenem Diabetes). Auch bei Nahrungsmittelallergien sollte man besser die Ursache heilen und nicht alle Nahrungsmittel weglassen. Halten Sie sich an den Spruch:

"Diät ist wie eine Krücke. Man kann sie weglegen, wenn das gebrochene Bein geheilt ist. Machen Sie das vor der Heilung, fallen sie um."

Vorsicht bei einer Diät für Kinder! Sie muß alle wichtigen Nährstoffe enthalten, die der kindliche Körper braucht. Mangelernährung kann sich bei Kindern zu lebenslangen Schädigungen auswirken! Außerdem ist vor sogenannten Eßpsychosen zu warnen, die bei Kindern oft ausgelöst werden, wenn sie über längere Zeit eine strenge Diät einhalten müssen. Wird beispielsweise bei hyperaktiven Kindern auf lange Zeit jeglicher Zucker gestrichen, so können diese Kinder eine derartige Zuckersucht entwickeln, daß sie sogar bereit sind, Zucker und Schokolade zu stehlen. Ein Kind mit Neurodermitis, das jahrelang statt einer Behandlung eine strenge zuckerfreie Diät einhalten mußte, nahm schließlich sogar die Verschlimmerung seines Zustandes (Ablösen der Haut bis zum rohen Fleisch) in Kauf, um nur jeden Tag etwas Süßes naschen zu können.

Wer kann diesen Kindern ihr Verlangen nicht nachfühlen? Auch wir Erwachsene brauchen viel Kraft und Überwindung, um den bei einer Diät nötigen Verzicht durchzustehen. Noch schwerer ist es, wenn man als einziges Familienmitglied eine Diät einhalten muß. Deshalb möchte ich Ihnen als Begleitung zu einer Stoffwechselregulation eine Diät empfehlen, die die ganze Familie einhalten kann, ohne in "Diätstreß" zu geraten.

* Verzichten Sie auf Kuhmilch, weil sie ein Eiweiß (das beta-Lacto-globulin) enthält, für das der Mensch kein geeignetes Verdauungs-ferment besitzt. Vor allem ein gestörter Stoffwechsel wird durch Kuhmilch sehr belastet. Zwar gilt dies auch für den gesunden Kör-per, doch kann er eine Belastung besser ausgleichen. Nur Säuglin-ge besitzen etwa während des ersten Lebensjahrs das Labferment für die Milchverdauung. Nach diesem Alter verbleibt die Milch in geronnenem Zustand, da ohne geeignetes Ferment die vollständige Aufbereitung nicht möglich ist. Bei Sojamilch und Milchproduk-ten besteht dieses Problem nicht.

* Verwenden Sie keine Dosenmilch, weil jede Dose Konservierungs-stoffe enthält und eventuell auch mit Botulinus-Erregern (sauer-stoffunverträgliche Bakterien, die sich in Konserven halten) bela-stet sein könnte.

* Vermeiden Sie Konservierungsstoffe und künstliche Farbstoffe. Konservierungsstoffe enthalten als wirksame Substanz Natrium-phosphat sowie Emulgatoren und Stabilisatoren, die für den Kör-perbelastend sind. Das Natriumphosphat führt zu einem Über-schuß an Natrium, was sich vor allem bei Krebserkrankungen und Allergien sehr nachteilig auswirkt, da dies zu einer Übersäuerung führt.

* Lassen Sie Zucker in der üblichen Handelsform weg, da er mit En-zymen der Bauchspeicheldrüse aufgespalten werden muß, bevor er dem Körper zur Verfügung steht. Bei einem gestörten Stoff-wech sel ist es wichtig, daß man vor allem die Bauchspeicheldrü-se, möglichst aber die ganze Verdauung entlastet. Wenn Sie vorü-bergehend auf normalen Zucker verzichten (auch auf braunen Zukker), sorgen Sie für diese Entlastung. Geeignet sind Frucht-und Milch zucker oder Honig.

* Fleischlose Kost ist empfehlenswert bei Rheuma, Gicht und bei starker Übersäuerung, die sich am pH-Wert des Speichels feststellen läßt. Bei Krebskranken ist Fleisch absolut verboten. Alle Wurstsorten enthalten nicht nur Fleisch, sondern auch Konservierungsstoffe. Sie sind aus diesem Grund bei einer Stoffwechselstörung nicht geeignet. Fleischlos ernähren muß man sich auch bei Schuppenflechte (Psoriasis) und bei starkem Schuppenbefall in den Haaren.

Letztlich gibt es keine Ernährung, die absolut gesund oder ungesund ist. Je nach Gesundheitszustand des Menschen kann für den einen gut sein, was für den anderen schädlich ist. Die beste Empfehlung für den Zweifelsfall ist die, von allem nur wenig zu essen.

3.3 Wie man den pH-Wert reguliert

Der einzige von einem Laien selbst regulierbare pH-Wert ist der des Speichels. Man kann ihn morgens, nüchtern und vor dem Zähneputzen, mit einem Indikatorpapier feststellen, indem man auf das Indikatorpapier spuckt und die Färbung mit einer Farbtabelle vergleicht. Liegt der pH-Wert bei 7, benötigt man keine Regulation. Wenn er abweicht, kann man mit homöopathischen Mitteln regulierend eingreifen.

Abweichung ins Alkalische (pH-Wert des Speichels größer als 7)

Liegt der pH-Wert des Speichels im alkalischen Bereich, also bei Werten über 7, so ist meist auch der Zitronensäurezyklus der Körperzellen gestört. Dieser Zyklus ist ein sehr komplizierter, aber auch sehr wichtiger Teil des Stoffwechsels. Er dient einerseits zur Energiegewinnung in der Zelle, andererseits stellt er viele Baustoffe für den Aufbau der Zellen und damit des Körpers zur Verfügung. Man kann ihn als eine Abfolge vieler chemischer Reaktionen verstehen, wobei der zuletzt entstehende Stoff wieder in die erste chemische Reaktion eingeht (Zyklus). An den chemischen Reaktionen sind Säuren als Katalysator (Beschleuniger) beteiligt. Ist das umgebende Milieu alkalisch, so können die Säuren ihre Aufgabe nicht mehr erfüllen - der Zitronensäurezyklus ist blockiert. Als Folge treten Fehlsteuerungen der Zellatmung und damit viele Beschwerden und Krankheiten auf.

Zur Behandlung kann man den homöopathischen »Zitronensäurezyklus« in einem zweiwöchigen Programm verwenden und zwar nach folgendem Schema:

Erste Woche

Montag:	Magnesium - Manganum phosphoricum Injeel
	und Natrium pyruvicum Injeel
	und Natrium oxalaceticum Injeel
Donnerstag:	Acidum citricum Injeel
	und Acidum cis-aconiticum Injeel

Zweite Woche

Montag:	Barium oxalsuccinicum-Injeel
	und Acidum alpha-ketoglutaricum Injeel
Donnerstag:	Acidum succinicum Injeel
	und Acidum fumaricum Injeel
	und Acidum DL-malicum Injeel

Nach einer Pause von 2 bis 4 Wochen wiederholt man diese Serie noch einmal. Kinder trinken und Erwachsene spritzen diese Präparate.

Mein Therapievorschlag: Liegt der pH-Wert über 7, können Sie eine homöopathische Säure in der Potenz D12 (2mal 5 Globuli tgl.) zu sich nehmen. Die Wahl der Säure hängt davon ab, welcher Konstitutions-Typ Sie sind:

* *Acidum aceticum* ist die Säure für ganz schwache Leute mit leidendem Gesichtsausdruck.
* *Acidum nitricum* eignet sich für Menschen mit Verdauungsschwierigkeiten. Diese Menschen zeigen gerne Rötungen an den Mundwinkeln.
* *Acidum sulfuricum* hilft bei ganz kräftigen Menschen mit rotem Gesicht, die leicht ins Schwitzen geraten.
* *Acidum hydrofluoricum* verwenden Menschen, die Schwierigkeiten mit den Blutgefäßen haben und deren Muskulatur kraftlos ist.
* *Acidum chloratum (muriaticum)* ist bei großer Schwäche und Benommenheit sowie bei Schleimhautblutungen während einer Gastritis gut geeignet. Auch bei Mangel an Magensäure, Appetitlosigkeit und wenn einem nach dem Essen schlecht wird.
* *Acidum phosphoricum* nehmen Sie bei Schwäche, Diabetes und Pankreasschwäche.

Bei alkalischem pH-Wert des Speichels wirken sich Zitrusfrüchte und saure Speisen günstig aus. Zur Entlastung des Stoffwechsels sollten Sie jedoch auf Milch und Zucker verzichten.

Verschiedene Arten von Pilzbefall (Fuß -, Scheiden- und Darmpilze) und Hauterkrankungen sind nur dann möglich, wenn der pH-Wert an den Schleimhäuten und bei der Verdauung alkalisch ist. Ist der pH-Wert normal, können sich die Pilze nicht ansiedeln.

Abweichung ins Saure (pH-Wert des Speichels niedriger als 7)

Bei pH-Werten unter 7 können Sie wiederum je nach konstitutionellem Typ

* *Calcium carbonicum D2* (3mal 1 Tablette tgl.) oder
* *Calcium phosphoricum D4* (3mal 1 Tablette tgl.) oder
* *Calcium fluoratum D6* (3mal 5 Globuli tgl.)

zu sich nehmen. Leiden Sie an Sodbrennen (eine Folge von saurem pH-Wert) nehmen sie zusätzlich Robinia D4 (3mal 1 Tablette tgl.), bei akutem Sodbrennen jede Viertelstunde eine Tablette.

Es gibt darüber hinaus einen ganz einfachen Weg zur Entsäuerung über die Haut, den auch ein Laie leicht durchführen kann: Geben Sie einen Löffel voll Kristallen von Natrium carbonicum crudum (crudum = ungereinigt, Vorsicht: wirkt unverdünnt ätzend!) auf eine Badewanne mit heißem Wasser (etwa 38° C). Entspannen Sie sich darin für ungefähr 30 Minuten. Falls Sie nicht austrocknen möchten, geben Sie ein Ölbad dazu. Dieses Bad wirkt neben der Entsäuerung auch noch angenehm entspannend. Immer wenn der pH-Wert ins Saure abweicht, sollte man auch eine Diät einhalten. Nehmen sie in diesem Fall keine Zitrusfrüchte zu sich und beachten Sie meine Diätregeln.

Auch bei Allergien läßt sich immer eine Abweichung des pH-Wertes im Blut ins Saure festzustellen. Selbst geringfügige Änderungen (ab 0,01) zeigen, daß die Puffersysteme im Blut überfordert sind. Eine Regulierung kann zum Beispiel mit Hilfe von Calciumspritzen oder, wie oben angegeben, der Einnahme von homöopathischem Calcium erfolgen. Leider ist das Stoffwechselgeschehen in diesem Fall etwas kompliziert. Damit das Calcium resorbiert werden kann, wird Magnesium als Katalysator, Lactat zur Resorption und genügend Vitamin D (Sonne, frische Luft) benötigt. Aus diesem Grund muß man zusätzlich weitere Mittel einnehmen:

* je nach Beschwerden eines der folgenden Magnesium-Mittel
  Magnesium phosphoricum: bei Muskelverkrampfungen oder Milch-
  unverträglichkeit
  Magnesium carbonicum: bei Sodbrennen oder Neigung zu
  Verstopfung
  Magnesium chloratum: bei Appetitlosigkeit
* *Acidum lacticum* D12 (1mal 5 Globuli tgl.)
* *Digitalis D30* (1mal 1 Glob. wöchentlich): Treibt Natrium aus dem Blut in die Zellen, wodurch Kalium und Calcium aus den Zellen herausgedrängt werden. Auf diese Weise bleibt ein erhöhter Calcium-Spiegel im Blut aufrechterhalten.
* *Parathyreoidinum-Ampullen D6* (1mal 1 Ampulle tgl. trinken): Das Parathormon der Nebenschilddrüse hält den Calciumspiegel aufrecht.

3.4 Darmsanierung

Ein bekannter Spruch besagt: "Der Tod liegt im Darm". Tatsächlich hängen Gesundheit und Wohlbefinden in hohem Maß von der richtigen Arbeitsweise des Darms ab. Deshalb ist es kaum zu glauben, wieviele Menschen mit ihrem Darm Probleme haben: Sie leiden an Verstopfung und nehmen deshalb Abführmittel oder sie haben ständig mit Durchfällen zu kämpfen. Wie kann es dazu kommen?

Was Sie über den Darm wissen sollten

Um optimal arbeiten zu können, braucht ein gesunder Darm den mechanischen Reiz durch zellulosehaltige Stoffe aus der Nahrung ebenso wie die richtige Zusammensetzung der Darmbakterien (Darmflora).

Nur der mechanische Reiz läßt sich über die Zufuhr von Ballaststoffen steuern. Diese Ballaststoffe (zum Beispiel Haferflocken, Gemüse) müssen täglich aufgenommen werden, damit Dünn- und Dickdarm ständig zur Arbeit angeregt werden. Eine unzureichende Peristaltik (rhythmische Eigenbewegung des Darms, durch die sich der Darminhalt weiterbewegt) kann aber auch durch eine unzureichende Funktion von Bauchspeicheldrüse oder Galle hervorgerufen werden. Manchmal sind es auch Krämpfe an den Gängen von Galle und Bauchspeicheldrüse vor der Einmündung in den Dünndarm, die verhindern, daß die Verdauungssäfte in den Darm gelangen und er auf diese Weise zur Tätigkeit angeregt wird.

Ein sensibler Punkt ist die Darmflora, die teils an der Darmschleimhaut »klebt« und teils sich frei im Darm befindet. Die Bakterien an der Schleimhaut sind von Bedeutung, weil sie immer neue Generationen produzieren, die den Nahrungsbrei bearbeiten, und gleichzeitig verhindern, daß sich krankmachende (pathogene) Bakterien ansiedeln können. Wird die Zusammensetzung der Darmflora durch Medikamente (zum Beispiel Antibiotika) oder andere Ursachen verändert, lassen sich plötzlich im Darm Bakterien finden, die nicht hingehören, oder es fehlen solche, die der Darm für seine Arbeit benötigt. Man nennt diesen Zustand Dysbiose. Die körperfremden Bak-terien produzieren Giftstoffe (beispielsweise toxische Amine), die über den Darm aufgenommen werden und unter anderem die Entgiftungsorgane Leber und Nieren belasten sowie die Hirnfunktion stören können.

Auch seelische Probleme wirken sich auf die Verdauung aus. Über nervöse Reflexe, die uns gar nicht bewußt werden, nehmen sie Einfluß auf die Funktion des Darms und führen zu Verkrampfungen und zum Austrocknen seiner Schleimhäute. Da der Darminhalt nun nicht weitergeleitet wird, können die rapide zunehmenden Gifte nicht mehr ausgeschieden werden und verstärken oft noch die seelische Unsicherheit, die diese Zustände herbeiführt. Man muß deshalb bei Darmschwierigkeiten wegen der gegenseitigen Beeinflussung nicht nur den ganzen Stoffwechsel, sondern auch die Psyche behandeln.

Bei den meisten Menschen ist die natürliche Lebensgemeinschaft zwischen Bakterien und Mensch bereits gestört. Durch sterilisierte und denaturierte Lebensmittel, fehlerhafte Ernährungs- und Lebensweise, Umweltbelastungen, Gifte und Mißbrauch von Medikamenten wird das Gleichgewicht zwischen Mensch und Bakterien allmählich verschoben. Die Folge sind unzureichende Vitaminversorgung, das Ansiedeln krankmachender Erreger und ein zunehmendes Erlahmen der Abwehrkräfte im Organismus. Wenn dann krankheitsfördernde Bakterien im Darm überwiegen, gelangt nicht mehr genug Sauerstoff in das Gewebe, und Gift- und Abfallstoffe können nicht mehr schnell genug abgebaut und ausgeschieden werden. So kommt es zwangsläufig zur Auto-Intoxikation (Selbstvergiftung): Vitalitätsverlust, Müdigkeit, Depressionen, Konzentrationsmangel, Aggressivität und Angstzustände sind die spürbaren Zeichen dieser Veränderung.

Die Vorgänge im Immunsystem des menschlichen Körpers wurden lange Zeit nur vom Standpunkt der Infektionen und ihrer Abwehr gesehen. Inzwischen ist jedoch hinreichend bekannt, daß eine enge Verbindung zwischen Stoffwechselvorgängen und Immunsystem besteht. Etwa 80% des über den ganzen Körper verteilten Immunsystems befinden sich in den Wandungen von Dünn- und Dickdarm. Beispielsweise werden Immunglobuline (Eiweißkörper mit Abwehreigenschaften) zum großen Teil im Darm gebildet. Die Schleimhaut des Dickdarms ist das erste und wichtigste Verteidigungssystem gegen Giftstoffe. Erst an zweiter Stelle folgen Leber, Niere, Lymphe, Lunge und die Hautoberfläche.

Bei vielen Menschen hat der Darm seine Bewegungstätigkeit infolge jahrelanger Fehlernährung eingestellt. Schlacken, Krustenbildung und verhärtete Substanzen in den Darmtaschen verhindern eine normale Peristaltik (Darmbewegung) und damit den Weitertransport des Darminhalts. Um wenigstens einigermaßen Abhilfe zu schaffen, müssen diese Menschen immer stärkere Abführmittel nehmen, die aber mehr und mehr die Darmschleimhaut zerstören.

Zu einer Fehlbesiedlung des Darmes mit »falschen« Bakterien können schon im Säuglingsalter die Grundlagen gelegt werden, wenn zum Beispiel nicht gestillt wird oder die Mutter Medikamente einnimmt. In der Jugend und im mittleren Alter entstehen solche Dysbiosen häufig durch die Einnahme von Antibiotika ohne nachfolgende Sanierung der Darmflora. Mit zunehmendem Lebensalter (ab circa 50 Jahren) verändert sich die Darmflora besonders deutlich, weshalb ältere Leute auch stärker durch Darmkrebs gefährdet sind.

Eine wichtige Aufgabe des Dickdarms ist der Abbau von Gallensäuren und Cholesterin. Ist dabei für die beteiligten Enzyme und Bakterien der pH-Wert nicht im optimalen Bereich (Sollwert: 6,5), so kann Cholesterin nicht abgebaut werden. Es wird statt dessen vom Darm resorbiert, und im Blutbild erscheinen plötzlich hohe Cholesterinwerte.

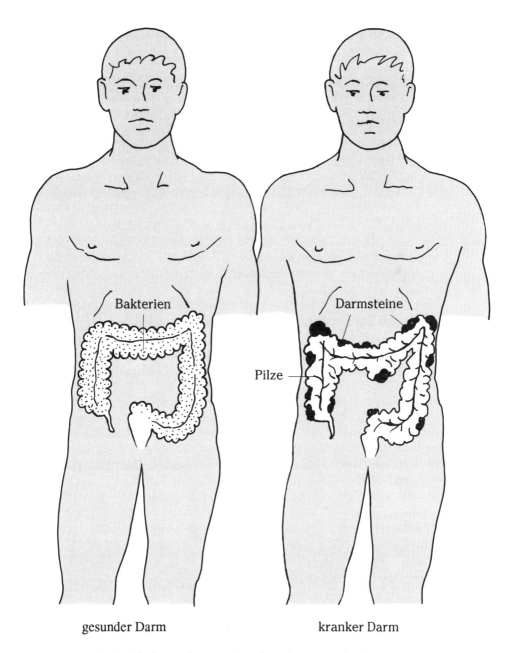

gesunder Darm   kranker Darm

Abb. 19: Gesunder und kranker Darm im Vergleich

Darmstörungen: Ursachen und Behandlungsmethoden

Unsere Darmflora setzt sich aus verschiedenen Bakterienarten zusammen. Außer Colibakterien und Enterokokken können sich die meisten anderen nur in sauerstoffreier Umgebung vermehren. Ist der Darm schlecht mit Sauerstoff versorgt, vermehren sich diese Bakterien und werden pathologisch (krankmachend). Sie rufen Gärungsprozesse hervor und produzieren zahlreiche Gifte, die durch die Schleimhaut der Darmwand resorbiert (aufgenommen) werden.

Zur Behandlung von Dysbiosen wird vielfach eine Methode eingesetzt, die als Darmsanierung oder Symbioselenkung bezeichnet wird. Sie besteht darin, daß die Patienten über längere Zeit, oft jahrelang, die für den menschlichen Darm typischen Colibakterien in Form von verschiedenen Präparaten zu sich nehmen. Wenn aber die Darmwand mit Krusten oder Darmsteinen verschlackt ist, kann sie die zugeführten Bakterien nicht halten, und diese verlassen mit dem Stuhlgang unverrichteter Dinge den Körper. Bei einer Überdosierung der Colibakterien kann es dagegen passieren, daß sie nicht ausgeschieden werden, sondern absterben. Das dabei anfallende Fremdeiweiß bedeutet eine große Belastung für das Immunsystem, was bei stark allergischen Patienten sehr gefährlich ist.

Doch wie sonst kann man den Darm nach einer Dysbiose regenerieren? Denn eine Darmsanierung ist vor allem bei allergischen Patienten mit Hauterscheinungen, Asthma, Verstopfung, Durchfall und Pilzbefall dringend erforderlich. Um die genannten Probleme zu vermeiden, habe ich eine Vorgehensweise entwickelt, die im wesentlichen aus fünf Schritten besteht:

1. pH-Regulation
2. Unterstützung der Bauchspeicheldrüse mit Aminosäuren
3. Stuhlprobe
4. Colon-Hydro-Therapie
5. Wiederaufbau des Darms

Während die ersten beiden Schritte die ursächlichen Störungen im Stoffwechsel beseitigen, dienen die folgenden Schritte einer grundlegenden Sanierung des Darms. Über die individuelle Vorgehensweise gibt die Stuhlprobe Aufschluß, die im Labor untersucht wird und erkennen läßt, ob (noch) Parasiten, Pilze oder krankmachende Bakterien vorliegen.

Die *Colon-Hydro-Therapie* ist eine gezielte Methode zur Säuberung des Darms, der abwechselnd mit kaltem und mit warmem Wasser durchgespült wird. Dabei lösen sich die sogenannten Darmsteine, also Stoffe, die an der geschwächten Darmwand "klebengeblieben" sind. Vor allem angesammelter, gestauter Stuhl und Fäulnisstoffe werden wirksam von den Wänden des Darmes entfernt. Dem Spülwasser wird zuerst flüssige Kohle (schwarzes Kohlepulver in Wasser) zum Ausspülen von Toxinen (Giftstoffen) und zum Schluß Sauerstoff zugesetzt, um Keime und Pilze abzutöten, die nicht in den Darm gehören.

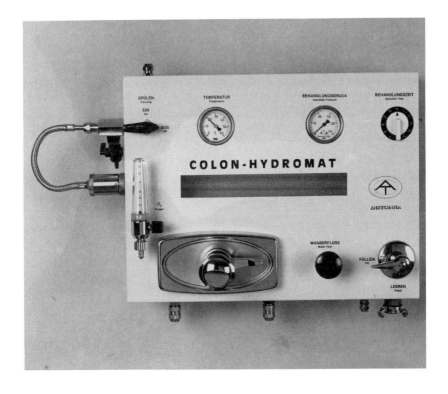

Abb. 20: Mit diesem Gerät wird die Colon-Therapie durchgeführt.

Dieser Säuberungsprozeß bewirkt, daß Symptome, die entweder direkt oder indirekt mit dem Nichtfunktionieren des Darmes zusammenhängen, beseitigt werden. Mit einer sanften Bauchdeckenmassage und Massage der Lymphbahnen (Lymphdrainage) kann der Therapeut zudem vorhandene Problemzonen ertasten und das einfließende Wasser genau in diesen Bereich lenken. Da sich bei einem stark belasteten Darm viele Toxine (Gifte) lösen, muß anschließend unbedingt eine Ausleitungstherapie für die gelösten Gifte durchgeführt werden. Sonst kann in Ausnahmefällen die Spülung Depressionen oder Schmerzen hervorrufen.

Der *Wiederaufbau des Darms* sollte nach jeder gründlichen Reinigung des Darms vorgenommen werden. Denn auch wenn alle schädlichen Stoffe und Organismen beseitigt sind, muß man seine volle Funktionsfähigkeit erst wieder entwickeln. Zu diesem Zweck kann man mit Darmorganpräparaten wie »Mucosa« die Schleimhaut wieder aufbauen und anschließend über 2 bis 3 Wochen die Bakterien zuführen, die für den Darm lebenswichtig sind. Dazu gehören: Lactobakterien und Enterokokken für den Dünndarm, für den Dickdarm Bifidusbakterien, Bacteroides, Colibakterien und Enterobakterien. Sollten dabei Schmerzen auftreten, ist dies ein Zeichen dafür, daß der Darm entzündet ist. In diesem Fall schafft die Nosode »Chronische Colitis« Abhilfe.

Diät bei Darmerkrankungen

Durchfall: Schon unsere Großmütter wußten, daß man bei Durchfall eine Diät einhalten muß: Schwarzen Tee oder Pfefferminztee trinken (keine Kamille bei Durchfall!) und nur Zwieback essen. Im akuten Fall sollte man über 1 bis 2 Tage nichts anderes zu sich nehmen. Danach darf man gekochten Reis mit Karotten oder nur Kartoffeln essen; nach 3 Tagen mageres gekochtes Rindfleisch. Diese Diät sollte man während des ganzen Durchfalls einhalten. Für diese Zeit sind verboten: Kaffee, Obst, rohes Gemüse, Gewürzmittel, Alkohol, Zucker, Süßigkeiten und Milch. Bei chronischem Durchfall sollten Sie jedoch einen Arzt aufsuchen.

Verstopfung: Bei einer Verstopfung ist es wichtig, die Darmtätigkeit anzuregen. Der normale Auslöser für die Darmbewegung ist die Füllung des Darms, die auf die Darmwand einen Druckreiz ausübt und so die Peristaltik anregt. Bei Darmträgheit sollte man deshalb in erster Linie für eine ausreichende Füllung des Darmrohrs mit zellulosereicher Kost (Haferflocken, Gemüse, Obst, Salate, Getreidekleie) sorgen. Da Zellulose für den menschlichen Darm weitgehend unverdaulich ist und unter Wasseraufnahme quillt, erweitert sie den Darm und erzeugt einen weichen Stuhl. Kalte Getränke auf nüchternen Magen regen die Darmtätigkeit auf dem Reflexweg an. Ebenso geeignet sind Milchzucker (in einem Glas Wasser auflösen), Sauermilch, Joghurt, Sauerkraut und gärende Getränke wie zum Beispiel Apfelmost. Besonders schädlich sind für den Darm Abführmittel (sie schädigen die Darmwand), Nulldiäten (der leere Darm verliert seine Spannkraft) sowie Antibiotika und einige andere Medikamente (sie vernichten die Darmbakterien).

Blähungen: Blähungen treten meist dann auf, wenn sich im Darm gasbildende Clostridien (eine Bakterienart) stark vermehren konnten. Vermeiden Sie in diesem Fall Milch, Zucker, Konservierungs- und Farbstoffe. Um die Gasbildung im Darm zu verringern, sollten Sie auch auf gärende oder kohlensäurehaltige Getränke verzichten.

3.5 Stoffwechselregulation in der Schwangerschaft

Die eugenische Kur

Im Verlauf einer Schwangerschaft sollte man alles dafür tun, ein gesundes und widerstandsfähiges Kind zu bekommen. Führt man in der Schwangerschaft eine eugenische Kur durch, werden vererbte nachteilige Signale beim Kind stillgelegt. Die eugenische Kur besteht darin, daß man in Abständen von einem Monat die drei wesentlichen Erbnosoden gibt. Man beginnt im vierten Schwangerschaftsmonat mit einer Gabe Tuberculinum D200, im fünften Monat wird Medorrhinum D200 und im sechsten Monat Luesinum D200 verabreicht. Auf diese Weise kann man beim Kind erbliche Belastungen für das weitere Leben ausschalten, und es ist vor den darauf beruhenden Krankheiten geschützt.
Falls während der Schwangerschaft Beschwerden auftreten, sollten Sie einen homöopathischen Arzt aufsuchen und sich wegen der oft sehr komplizierten Zusammenhänge beraten lassen. Die am häufigsten auftretende Beschwerde, den Eisenmangel, möchte ich ihnen als Beispiel ausführlich erläutern.

Eisenmangel

Ganz allgemein entsteht während der Schwangerschaft sehr häufig ein Mangel an Mineralstoffen, weil der heranwachsende Fetus dem mütterlichen Körper diese Stoffe rücksichtslos entzieht. Eisen wird dabei vor allem für den Aufbau der kindlichen Blutzellen benötigt. Das Fruchtwasser im Körper einer Schwangeren verdünnt die vorhandene Eisenmenge darüber hinaus so, daß die Eisenkonzentration insgesamt abnimmt. Solch ein leichter Abfall des Eisenspiegels ist aber bei einer schwangeren Frau durchaus normal und sogar von physiologischer Bedeutung:

* Die Schwangere ist durch einen leichten Eisenmangel vor Infektionskrankheiten geschützt
* Die Kapillaren (feinste Blutgefäße) werden dadurch durchlässiger und das Kind besser durchblutet
* Der Kupferspiegel steigt als Folgeerscheinung an, wodurch ein Schutz vor Krämpfen und vorzeitigen Wehen entsteht sowie zusätzlich infektiösen Krankheiten vorgebeugt wird.

Auch ist bekannt, daß sowohl bei fiebrigen Erkrankungen als auch in der Schwangerschaft der Eisenspiegel sinkt, während der Kupferspiegel steigt. Mit Beendigung dieses Zustandes kehren sich die Verhältnisse von alleine wieder um. Ein leichter Eisenmangel ist demzufolge bei Schwangeren kein Problem und sollte nicht gleich mit Eisenpräparaten bekämpft werden. Von einer Einnahme herkömmlicher Eisenpräparate ist im Normalfall unbedingt abzuraten. Dafür gibt es eine ganze Reihe wichtiger Gründe:

* Eisenpräparate können den Bedarf meist nicht decken, da die Eisenaufnahme im Darm nicht nur von der zugeführten Menge abhängt, sondern von einer ganzen Reihe von weiteren Stoffen gesteuert wird und diese meist gleichzeitig mit dem Eisen fehlen. Eine massive Einnahme von Eisenpräparaten ohne gleichzeitige Gabe von Kupfer, Vitamin B_{12}, Vitamin C und Folsäure stellt sehr wahrscheinlich nur eine Belastung des Körpers dar.

* Die Eisenaufnahme wird durch das Vorhandensein von Zitronensäure (zum Beispiel in Zitrusfrüchten), Milchsäure (zum Beispiel in Milch und Milchprodukten) oder Weinsäure (zum Beispiel in Wein) gehemmt. Ganz allgemein muß man deshalb vermeiden, Eisen zugleich mit Säuren zu verabreichen.

94

* Es können keine über den Bedarf hinausgehenden Mengen Eisen verwertet werden, da die Eisenresorption nach dem Bedarf gesteuert wird. Überschüssiges Eisen bleibt an der Darmwand haften und schädigt in dieser Form sehr wahrscheinlich die Schleimhaut.

* Überschüssiges Eisen reizt auch Magen, Dünn- und Dickdarm, was zu Erbrechen oder Durchfall führen kann und die beabsichtigte Eisenzufuhr damit zunichte macht.

* Eine Eisentherapie kann häufig auch deshalb nicht zur Wirkung kommen, weil eine Infektion im Körper vorliegt.

* Nach meinen Erfahrungen aus der Praxis können Kinder, deren Mütter während der Schwangerschaft Eisenpräparate eingenommen haben, die Symptome des Arzneimittelbildes von Eisen bekommen. Zu den homöopathischen Eisensymptomen , also auch nach Aufnahme von zuviel Eisen, gehören Herzklopfen, Erröten, das Gefühl lästiger Blutfülle im Kopf, Appetitlosigkeit, Erbrechen, Durchfälle, das Erschlaffen des Gefäßsystems mit Füllung der sichtbaren Venen bis hin zu Krampfadern, Müdigkeit mit Unlust zu jeglicher Arbeit, eine auffallende Schwäche, Unruhe, Muskel- und Gelenkschmerzen, neuralgische Symptome, Nasenbluten, Bettnässen, Drang zum Wasserlassen und ein abfallender Kupferspiegel, verbunden mit einer größeren Infektanfälligkeit.

* Im psychischen Bereich tritt Nervosität auf; geistige Beanspruchung ruft Kopfschmerzen bis zur Migräne sowie eine Konzentrationsschwäche hervor. Auch die Wärmeregulation kann gestört werden und man bekommt kalte Hände und Füße. Das Gemüt verändert sich zu einem ängstlichen Wesen, das bei geringstem Widerspruch aufgeregt wird.

Es ist die Frage, wie viele Kinder durch Mißbrauch von Eisenpräparaten in der Schwangerschaft Symptome aufweisen, zu denen einige der hier aufgezählten Beschwerden passen (zum Beispiel hyperaktive Kinder). Meist sind es zumindest 2 bis 3 der beschriebenen Beschwerden, die sich bemerkbar machen.

Vor allem der letzte, in der täglichen Praxis beobachtbare Zusammenhang macht die Einnahme von Eisenpräparaten in der Schwangerschaft zumindest sehr fragwürdig. Tritt wirklich einmal ein ernster Eisenmangel auf, sollten Sie ihn deshalb besser homöopathisch behandeln (-> Homöopathische Selbstbehandlung).

Da bei der Einnahme von herkömmlichen Eisenpräparaten während der Schwangerschaft der Kupferspiegel sinkt, können frühzeitige Wehen auftreten. Im Normalfall erhält die Schwangere dann wehenhemmende Mittel, die aber für das Kind nicht gut sind. Viel gefahrloser ist die vom Therapeuten zu überwachende Gabe von Kupfer in homöopathischer Dosis (Cuprum D4, 3mal 1 Tablette tgl.), nach der vorzeitige Wehen wieder aufhören. Bei Krämpfen hilft Ihnen Magnesium chloratum D6 (3mal 5 Globuli tgl.).

Erst wenn damit nach 1 bis 3 Tagen kein Erfolg sichtbar wird, ist es gerechtfertigt, zu anderen Mitteln zu greifen. Ab vier Wochen vor der Geburt kann Caulophyllum D6 (2mal 5 Globuli tgl.) eingenommen werden (erleichtert die Geburt), kurz vor der Geburt dann eine Gabe Arnica D200 (gegen die Folgen von Verletzungen) und Cuprum D30 (zur Krampflösung). So sollten Sie für eine problemlose Geburt und ein gesundes Kind gerüstet sein.

Nach der Geburt können Sie den Neugeborenen mit einer Gabe Calcium carbonicum D200 und einer Gabe Cuprum D30 vor dem Schock der Trennung von der Mutter schützen, und helfen ihm gleichzeitig dabei, sich mit der Außenwelt besser auseinanderzusetzen.

Toxoplasmose

Treten während der Schwangerschaft Probleme auf, ist vor allem zu prüfen, ob eine Toxoplasmose vorliegt. Die Schulmedizin bietet hierzu Labortests an, mit denen der Toxoplasmosetiter im Blut feststellbar ist. Diese Untersuchung kann viele Leiden ersparen. Frühe Zeichen einer Toxoplasmose sind Kopfschmerzen und Schwierigkeiten beim Schwangerwerden. Später führt eine Toxoplasmose-Belastung zum Verlust des Kindes in den ersten Schwangerschaftsmonaten oder einer Fehlgeburt. Deshalb sollte man auch im Falle einer Fehlgeburt unbedingt auf eine Toxoplasmose-Belastung prüfen. Eine Toxoplamosebehandlung kann homöopathisch erfolgen, sollte aber von einem erfahrenen Therapeuten durchgeführt werden. Sie wird mit der Toxoplasmose-Nosode und mit Umckaloabo in der Urtinktur (3mal 5 Tropfen tgl.) als Ausleitungsmittel behandelt.

3.6 Die Bach-Blütentherapie

Die Bachblüten sind nach ihrem Entdecker, dem englischen Arzt Dr. Bach, benannt worden. Er verstand das Krankheitsgeschehen als Folge von seelischen Disharmonien und war von der Absicht beseelt, eine einfache und von jedem durchführbare Behandlungsmethode zu finden. Deshalb widmete er sich intensiv den Heilkräften von Pflanzen und entwickelte dank seiner großen Sensibilität ein ungewöhnliches Gespür für wirksame Pflanzen und Pflanzenteile. Vor allem in den Blüten bestimmter Pflanzen entdeckte er nach umfangreichen Versuchen besondere Heilkräfte, denen er seelische Qualitäten, den sogenannten "Seelenzustand" zusprach. Interessanterweise stieß er dabei fast ausschließlich auf wildwachsende, ungiftige und bis dahin kaum beachtete Unkräuter.

Alle Bachblüten werden zu ganz bestimmten Zeiten im vollreifen Zustand "geerntet" und nach zwei von Bach selbst entwickelten Verfahren zu Essenzen verarbeitet. Bei der "Sonnenmethode" entsteht im Prinzip ein kalter, wässeriger Auszug der Blüteninhaltsstoffe, mit der "Kochmethode" werden vor allem die Blüten von Bäumen und Sträuchern aufbereitet. Beide Verfahren stellen eine vereinfachte Potenzierungsform dar.

Es gibt 38 »Englische Bachblüten«, die auf das Gemüt und auf die Psyche des Menschen einwirken. Weitere 78 Blüten wurden erst später in die Bachblüten-Therapie aufgenommen. Sie stammen durchwegs aus Kalifornien, wo die vermehrte Sonneneinstrahlung die Pflanzen "energiereicher" macht, und werden deshalb als »Kalifornische Blüten« bezeichnet.

Bachblüten können als selbständige Therapie zur Behandlung seelischer Probleme vom Therapeuten eingesetzt werden, sind aber auch eine hervorragende Zusatzbehandlung bei jeder anderen Therapie, wenn es darum geht, einen psychischen Ausgleich zu erreichen. Für jede seelische Störung, sei es Angst, Schwäche, Hyperaktivität, Unsicherheit oder geistige (aber auch körperliche) Erschöpfung, gibt es eine geeignete Blüte. Alle Bachblüten tragen eine Nummer, die ihre Reihenfolge nach dem Alphabet bezeichnet und für die eindeutige Identifizierung der Mittel neben den doch recht ungewöhnlichen Namen dient.

Bachblüten werden nicht als Essenz, sondern in verdünnter Form eingenommen. Dazu werden 3 Tropfen einer Bachblütenessenz in 30 ml Wasser gegeben und mit 3 ml Alkohol versetzt. Täglich sollte man davon 3 x 5 Tropfen zu sich nehmen, bis die Symptome verschwunden sind. Bei Bedarf können Sie auch der Essenz 1 Tropfen entnehmen, in ein Glas Wasser geben und schluckweise trinken. Die bekannteste Bachblüte ist die sogenannte "Schockblüte" mit dem englischen Namen »Rescue Remedy«. Aus derselben Blütenmischung wird auch eine Salbe hergestellt (sie heißt ebenfalls Rescue Remedy), die besonders für Verbrennungen geeignet ist. Da Rescue Remedy wegen seiner vielseitigen Verwendbarkeit aus der Reihe fällt, wird sie nicht unter den anderen Bachblüten aufgeführt, sondern als erste vorangestellt.

Rescue Remedy (»Erste-Hilfetropfen«, Essenzkombination aus Kirschpflaume, Waldrebe, Springkraut, Gelbem Sonnenröschen und Doldigem Milchstern): Man ist durch erschreckende oder schockierende Erlebnisse aus dem Gleichgewicht gekommen oder innerlich angespannt, weil Aufregendes bevorsteht.

Englische Blüten (Bachblüten)

Die englischen Bachblüten lassen sich nach ihrer Wirkung in mehrere Gruppen einordnen:

Überempfindlichkeit gegenüber äußeren Einflüssen

1 Agrimony (Odermenning): Man versucht, quälende Gedanken und innere Unruhe hinter einer Fassade von Fröhlichkeit und Sorglosigkeit zu verbergen.

4 Centauri (Tausendgüldenkraut): Man kann nicht nein sagen, hat wenig eigenen Willen und reagiert zu sehr auf die Wünsche anderer.

98

15 Holy (Stechpalme): Man ist gefühlsmäßig irritiert, empfindet Eifer-sucht, Mißtrauen, Haß und Neidgefühle.

33 Walnut (Walnuß): Man läßt sich verunsichern, ist beeinflußbar und wankelmütig während der entscheidenden Phasen eines Neubeginns im Leben.

Man will zuviel

3 Beech (Rotbuche): Man verurteilt andere ohne jedes Mitgefühl, ist überkritisch und wenig tolerant.

8 Chicory (Wegwarte): Man erwartet von seiner Umgebung die volle Zuwendung und verhält sich sehr besitzergreifend.

27 Rock Water (Quellwasser vom Mount Shasta): Man ist hart zu sich selbst, hat strenge oder starre Ansichten und unterdrückt vitale Be-dürfnisse.

30 Sweet Chestnut (Edelkastanie): Man glaubt, die Grenzen dessen, was ein Mensch ertragen kann, seien nun bei einem erreicht und empfindet eine innere Ausweglosigkeit.

31 Vervain (Eiskraut): Im Überreifer, sich für eine gute Sache einzuset-zen, treibt man Raubbau mit seinen Kräften, ist reizbar bis fanatisch.

32 Vine (Weinrebe): Man will als starke Persönlichkeit dominieren, ist ehrgeizig und will unbedingt seinen Willen durchsetzen.

Grenzgefühle

10 Crab Apple (Holzapfel): Man fühlt sich innerlich oder äußerlich beschmutzt, unrein oder infiziert und ist pedantisch.

11 Elm (Ulme): Man hat vorübergehend das Gefühl, seiner Aufgabe nicht gewachsen zu sein.

19 Larch (Lärche): Man hat Minderwertigkeitskomplexe, mangelndes Selbstvertrauen und erwartet immer Fehlschläge.

22 Oak (Eiche): Man fühlt sich als Kämpfer, der trotz Niedergeschlagenheit und Erschöpfung tapfer weitermacht und nie aufgibt.

24 Pine (schottische Kiefer): Man macht sich Vorwürfe und hat Schuldgefühle.

29 Star of Betlehem (Döldinger Milchstern): Der Seelentröster, wenn man eine Erschütterung seelisch oder körperlich noch nicht verkraftet hat.

38 Willow (Gelbe Weide): Man ist verbittert, voller Groll und fühlt sich als Opfer des Schicksals.

Mangel an Gegenwartsbewußtsein

7 Chestnut But (Knospe der Roßkastanie): Man macht immer wieder die gleichen Fehler, weil man seine Erfahrungen nicht wirklich verarbeitet und nicht daraus lernt.

9 Clematis (Weiße Waldrebe): Man ist mit seinen Gedanken ganz woanders und zeigt wenig Aufmerksamkeit für das, was um einen herum vorgeht.

16 Honeysuckle (Geißblatt): Man sehnt sich nach Vergangenem oder bereut Vergangenes. Man lebt nicht in der Gegenwart.

21 Mustard (Wilder Senf): Perioden tiefer Traurigkeit kommen und gehen plötzlich und ohne erkennbare Ursache.

23 Olive (Olive): Man fühlt sich ausgelaugt, alles ist einem zuviel. Man ist körperlich und geistig erschöpft.

35 White Chestnut (Weiße Kastanie): Gedanken, die man nicht wieder los wird, kreisen unaufhörlich im Kopf. Man führt Selbstgespräche und innere Dialoge.

37 Wild Rose (Heckenrose): Man fühlt sich apathisch, teilnahmslos und gibt innerlich auf.

Gefühle der Verunsicherung

12 Gentian (Herbstenzian): Man ist skeptisch, zweifelnd, pessimistisch und leicht entmutigt.

13 Gorse (Stechginster): Man ist ohne Hoffnung, hat resigniert und das Gefühl, alles hätte keinen Zweck mehr.

15 Cerato (Bleiwurz): Man hat zuwenig Vertrauen in die eigene Meinung.

17 Hornbean (Weißbuche): Man glaubt, man wäre zu schwach, um die täglichen Pflichten zu bewältigen, schafft es dann aber doch.

28 Scleranthus (einjähriger Knäuel): Man ist unschlüssig, sprunghaft und innerlich unausgeglichen. Die Meinung oder Stimmung kann von einem Moment zum anderen wechseln.

36 Wild Oat (Waldtrespe): Man ist sich nicht klar über seine Zielvorstellungen und innerlich unzufrieden, weil man seine Lebensaufgabe nicht findet.

Befürchtungen

2 Aspen (Zitterpappel): Man hat unerklärliche, vage Ängste und Vorahnungen. Man fürchtet sich insgeheim vor irgendeinem drohenden Unheil.
6 Cherry Plum (Kirschpflaume): Es fällt einem schwer, innerlich loszulassen; man hat Angst vor seelischen Kurzschlußhandlungen und unbeherrschten Temperamentsausbrüchen.

20 Mimulus (gefleckte Gauklerblume): Man ist schüchtern, furchtsam und selbst in kleinen Dingen überängstlich.

25 Red Chestnut (Rote Kastanie): Man macht sich mehr Sorgen um das Wohlergehen anderer Menschen als um das eigene.

26 Rock Rose (gelbes Sonnenröschen): Man ist in innerer Panik und erfüllt von Terrorgefühlen.

Man fühlt sich isoliert

14 Heather (Blauheide): Man ist selbstbezogen, völlig mit sich beschäftigt und braucht viel Publikum. Man hat Bedürfnisse wie ein Kleinkind.

18 Impatiens (Drüsentragendes Springkraut): Man ist ungeduldig, leicht gereizt und zeigt überschießende Reaktionen.

34 Water Violet (Sumpfwasserfeder): Man fühlt sich innerlich isoliert und empfindet Überlegenheitsgefühle.

Kalifornische Blüten

Auf die kalifornischen Blüten reagiert der Organismus ähnlich wie auf die englischen Blüten (Bachblüten). Sie werden aber nur dann empfohlen, wenn jemand homöopathisch schon vorbehandelt ist und deshalb vielen Dingen gegenüber sensibler als normal reagiert. Auch die kalifornischen Blüten sind Blütenessenzen. Nach der Einnahme erfolgt eine Änderung der Lebenseinstellung und Lebensführung sowie eine allgemeine Verbesserung der Gefühlslage. Die auftretenden psychischen Reaktionen können in der Folge auch Änderungen im körperlichen Erscheinungsbild bewirken. Deshalb muß man dem Menschen, dem man eine kalifornische Blüte zuführen möchte, genau und differenziert beobachten und die richtige Blüte mit Kinesologie, Elektroakupunktur oder einer anderen geeigneten Methode austesten.

Die kalifornischen Blüten werden meistens verdünnt verwendet und zwar 3 Tropfen Blütenessenz auf 30 ml Wasser und 3 ml Alkohol. Von dieser Mischung nimmt man täglich 3mal 5 Tropfen. Der Wirkungsmechanismus ist ähnlich wie bei homöopathischen Mitteln. Wie wir wissen, besitzt jede Materie eine bestimmte, charakteristische Energieabstrahlung, die Aura. Diese Aura kann auf Vorgänge im Körper einwirken. Im Fall der kalifornischen Blüten liegt die Wirkung ganz besonders im psychischen Bereich.

1 Aloe Vera (Aloe): Bei geistiger Erschöpfung und übermäßigem Einsatz seiner kreativen Kräfte.

2 Arnica (Arnika): Zur Wiederherstellung nach Schock, Trauma oder Verletzung sowie bei psychischen Traumen.

3 Basil (Basilikum): Für die Integration der Sexualität in die eigene Lebensweise, besonders wenn diese zwei Dinge nicht zu vereinbaren sind.

4 Black Eyed Susan (Rauhhaariger Sonnenhut): Wichtig für die Erkenntnis einer Situation. Ist hilfreich für Menschen, die nicht sterben können, auch wenn sich das Bewußtsein schon als Teil des Selbst abgetrennt hat.

5 Blackberry (Brombeere): Hilft, Ideen in Taten umzusetzen.

6 Bleeding Heart (Tränendes Herz): Gegen emotionale Besitzgier in Beziehungen; hilft zur Erkenntnis, daß Liebe auf Freiheit basiert.

7 Borage (Gurkenkraut): Hilfreich bei Depressionen, Verzweiflung, Kummer und Schmerz, auch bei Entmündigung. Gibt neue Lebenskraft.

8 Buttercup (Hahnenfuß): Gegen Schüchternheit und für die Anerkennung des Selbstwertes. Für Menschen, die sich im Vergleich zu anderen nicht gut genug fühlen.

9 Calendula (Echte Ringelblume): Für Menschen, die nicht sprechen und anderen nicht zuhören können; für menschliche Wärme und Verbesserung der verbalen Kommunikation.

10 California Pitcher Plant (Kalifornische Kobrapflanze): Für Menschen, die Komplexe haben und diese in Eßstörungen umsetzen.

11 California Poppy (Goldmohn): Für Menschen ohne inneres Gleichgewicht, zum Beispiel Suchtgefährdete oder Drogenabhängige.

12 California Wild Rose (Kalifornische Heckenrose): Gegen Apathie und Gleichgültigkeit. Für Menschen, die sich nicht mehr begeistern können.

13 Cayenne (Schotenpfeffer): Wirkt beschleunigend, wenn es darum geht, den Willen zu mobilisieren und Trägheit zu überwinden. Diese Blüte kann den Durchbruch bringen, um in einer Situation einen Schritt vorwärts zu kommen.

14 Chamomile (Stinkende Hundskamille): Hilfreich bei überaktiven Kindern, bei Nervosität und emotionaler Spannung in der Magengegend. Dient bei Schlaflosigkeit, Spannungen, Streß und Zorn der Wiedererlangung von Gelassenheit.

15 Chaparral (ein Jochblattgewächs): Eine Reinigungsblüte, besonders bei angehäuften psychischen Giften.

16 Corn (Mais): Für Menschen, die nicht mehr auf dem Boden der Tatsachen stehen und das seelische Gleichgewicht verloren haben.

17 Dandelion (Gewöhnlicher Löwenzahn): Zum Lösen emotionaler Spannungen; auch für Menschen, die unter Muskelkrämpfen leiden und hier nicht loslassen können.

18 Deer Brush (Säckelblume): Für Klarheit in der Kommunikation. Für Menschen, die ihr Herz mit widersprüchlichen Gefühlen belasten.

19 Dill (Echter Dill): Bei Eßstörungen. Für Menschen, die ein schnelles Lebenstempo haben, mitten in einer Stadt leben und unter Streß stehen.

20 Dogwood (Hornstrauch): Geeignet für hyperaktive Kinder, die Neigung zu Unfällen und Selbstzerstörung haben.

21 Filaree (Gewöhnlicher schierlingsblättriger Reiherschnabel): Gegen Ängstlichkeit, für mehr Gelassenheit und das Loslassen von Zwangsvorstellungen. Geeignet für Menschen, die sich wegen unbedeutender Probleme des täglichen Lebens Sorgen machen. Mit Hilfe dieser Blüte können Sie ihre persönlichen Probleme in einem größeren Zusammenhang mit dem Lebensschicksal sehen.

22 Fuchsia (gekreuzte Fuchsie): Angebracht bei Menschen, die tiefsitzende Emotionen verdrängen und unter einer psychosomatischen Krankheit leiden; die sogenannte Verdrängungsblüte.

23 Garlic (Knoblauch): Gegen Ängstlichkeit, Unsicherheit, Furcht und Spannungen, die sich im Bereich des Solarplexus ("Sonnengeflecht", Nervengeflecht im Brustbereich) ausbreiten. Bei Menschen, die sehr infektanfällig sind, erreicht man mit dieser Blüte eine Stärkung der Widerstandskraft.

24 Golden Ear Drops (Flammendes Herz): Geeignet, wenn man sich von schmerzhaften Gefühlen aus der Kindheit nicht lösen kann; eine Reinigungsblüte.

25 Goldenrod (Kandische Goldrute): Geeignet für hyperaktive Kinder, die die Neigung haben, durch abstoßende und negative Eigenschaften Aufmerksamkeit zu wecken.

26 Hound's Tongue (Große Hundszunge): Für Menschen, die niedergedrückt, gelangweilt, stumpf und träge sind, denen man zu einer geistigen Klarheit verhelfen muß.

27 Indian Paintbrush (ein Maulbeergewächs): für Vitalität im schöpferischen Ausdruck. Hilft Willenskräfte zur Fortsetzung kreativer Arbeit aufzubringen.

28 Indian Pink (Kalifornisches Leimkraut): Für Gelassenheit inmitten verstärkter Aktivität.

29 Iris (Schwertlilie): Angezeigt bei Teilnahmslosigkeit, Frustration und um kreative Inspiration herzustellen.

30 Larkspur (Rittersporn): Zum Ausgleichen bei extrem starkem Pflichtbewußtsein.

31 Lavender (Echter Lavendel): Bringt Harmonie und beruhigt überstrapazierte und überreizte Nerven.

32 Lotus (Lotusblume): Für die Harmonisierung aller Seelenkräfte; bringt gute Schwingungen.

33 Madia (Ölmadie): Konzentrationsfördernd und hilfreich, um zu Entschlüssen zu kommen.

34 Mallow (Malve): Für schüchterne und unsichere Menschen. Fördert die Fähigkeit, eine Freundschaft zu entwickeln.

35 Manzanita (Bärentraube): Bei Eßstörungen (zum Beispiel Magersucht). Hilft, das ankommende Kind willkommen zu heißen. Für Menschen, die sich in der Welt, in der sie leben, nicht akzeptieren können.

36 Mariposa Lily (Mormonentulpe): Für die Mutter-Kind-Beziehung, zur Förderung der gesunden Seelenkräfte zwischen Mutter und Kind.

37 Morning Glory (Purpurwinde): Für Menschen, die entkräftet, ohne Gleichgewicht, launenhaft und in bezug auf ihr Leben rat- und ziellos sind. Diese Blüte verjüngt, gibt Vitalität, und sie hilft beim Ausbrechen aus einem Suchtverhalten.

38 Mountain Pennyroyal (Pferdeminze): Geeignet zum Loslassen und zur Reinigung von negativen Gedanken, die man von anderen übernommen hat; zur Stärkung der geistig-seelischen Kräfte.

39 Mountain Pride (Bartfaden): Unterstützt eine positive Männlichkeit, um sich den Herausforderungen der Zeit zu stellen.

40 Mugwort (Beifuß): Zur Aufnahme positiver und guter Schwingungen, zum Ausgleich und zur Harmonisierung des überaktiven psy-chischen Lebens.

41 Mullein (Kleinblütige Königskerze): Für unschlüssige Menschen, die mehr auf die innere Stimme hören und sich selbst treu bleiben sollten.

42 Nasturtium (Große Kapuzinerkresse): Für Verjüngung und Vitalität.

43 Oregon Grape (Berberitze): Für Menschen, die sich einsam fühlen und befürchten, von anderen emotial verletzt zu werden, wenn sie deren Motive oder Absichten falsch wahrnehmen.

44 Penstemon (Bartfaden): Für innere Stärke vor Prüfungen und persönlichen Herausforderungen.

45 Peppermint (Pfefferminze): Geeignet bei Konzentrationsschwäche; fördert die mentale Beweglichkeit, besonders beim Studieren oder wenn man viel denken muß .

46 Pink Yarrow (Gewöhnliche Schafsgarbe): Geeignet bei emotionaler Verwundbarkeit, wenn man wie ein "psychischer Schwamm" allen emotionalen und psychischen Ärger seiner Umgebung aufnimmt. Geeignet auch bei Eßstörungen, Entkräftung, Nervosität, übermäßiger Sensibilität, Streß , in Schwangerschaft und Mutterschaft.

47 Pomegranate (Granatapfel): Beim weiblichen Konflikt zwischen Karriere und Familie; bei Schwierigkeiten in der Schwangerschaft und Mutterschaft und bei Problemen mit Sexualität und Weiblichkeit.

48 Quaking Grass (Großes Zittergras): Führt zu besseren sozialen Beziehungen; fördert die Zusammenarbeit in Gruppen, wo man das individuelle Ego in eine gemeinsame Gruppenarbeit und -aufgabe integrieren soll.

49 Quince (Zierquitte): Entwickelt Stärke und positive Kraft in der Liebe; für Frauen geeignet, die sich zerrissen fühlen zwischen ihrer Stärke und Liebesfähigkeit und ihren alltäglichen Verpflichtungen.

50 Rabbitbrush (ein Korbblütler): Geeignet, um Situationen beherrschen zu lernen, die gleichzeitige Aufmerksamkeit in mehrere Richtungen erfordern.

51 Red Clover (Wiesen-Rotklee): Führt zu Gelassenheit inmitten von Gruppenpanik und Hysterie.

52 Sagebrush (Beifuß): Hilft, sich von einem falschen Selbstbild oder von etwas, was keinem produktiven Zweck mehr dient, zu lösen. Eine Blüte zum Reinigen und Leermachen.

53 Saguaro (Sagura Riesensäulenkaktus): Eine Männerblüte, die auf die Beziehungen zwischen Vater und Familie einwirkt; geeignet für autoritäre Machtpersonen, vor allem, wenn sie von der Gegenwart entfremdet sind.

54 Saint John's Wort (Gewöhnliches Johanniskraut): Geeignet für verträumte und sensible Menschen, die verwundbar und unsicher sind und die unter Schlaflosigkeit leiden. Gegen Ängste, die von einem psychischen Trauma stammen; man kann die Blüte auch bei Angst vor dem Sterben geben.

55 Scarlet Monkeyflower (Gauklerblume): Für Menschen, die sich ängstlich und unfrei fühlen, mutlos sind, nicht kommunizieren können und ein geringes Selbstwertgefühl besitzen. Auch für solche, die alles verdrängen oder süchtig sind. Diese Blüte hilft, starke Emotionen, vor allem Zorn, auszudrücken.

56 Scotch Broom (Besenginster): Bei Depressionen, Verzweiflung, Pessimismus, Schwermut und Zweifeln.

57 Selfheal (Gewöhnliche Braunelle): Selbstheilungsblüte, die zum Entdecken der eigenen Selbstheilungskräfte dient und zu mehr Selbstvertrauen und Selbstakzeptanz verhilft.

58 Shasta Daisy (Verschiedenblättrige Margerite): Für Studierende, die sich konzentrieren müssen und mehr Überblick brauchen. Die Blüte ist geeignet für synthetisches Denken, bei dem unterschiedliches Wissen vereint werden muß.

59 Shooting Star (Götterblume): Bei Zwiespalt zwischen Umwelt und sich selbst; hilfreich bei Schwangerschaft und Mutterschaft und bei unerwartet schneller Entbindung.

60 Star Thistle (Sonnwend-Flockenblume): Bei Geiz und Unfähigkeit, Besitz mit anderen zu teilen.

61 Star Tulip (Mormonentulpe): Hilft, auf die innere Stimme zu hören, den weiblichen Aspekt des Selbst (zum Beispiel bei Schwangerschaft und Mutterschaft) zu akzeptieren; sie macht für Spiritualität empfänglich und führt zu Harmonie.

62 Sticky Monkeyflower (Gauklerblume): Bei Einsamkeit und Furcht vor Sexualität. Harmonisiert sexuelle Gefühle und vertreibt Furcht und Verwirrung vor sexueller Intimität; auch bei Verdrängung dieser Gefühle.

63 Sunflower (Einjährige Sonnenblume): Bei gestörter Vater-Kind-Beziehung; bei Sucht und Selbstzerstörung; zur Förderung der strahlenden Ich-Kräfte.

64 Sweet Pea (Breitblättrige Platterbse): Gegen Einsamkeit und Entfremdung. Gibt das Gefühl, Teil einer Familie oder Gemeinschaft zu sein.

65 Tansy (Rainfarn): Gegen Trägheit, übermäßiges Phlegma, Unbeweglichkeit und Unschlüssigkeit. Beschleunigt das Überwinden von Lethargie und verhilft zu entschlossenem Handeln.

66 Tiger Lily (Lilie): Fördert die Arbeit mit anderen für ein gemeinsames Ziel; gegen übertrieben aggressive, männliche Eigenschaften und als weiblicher Ausgleich für Menschen mit männlicher Konstitution.

67 Trillium (Waldlilie): Zur Beseitigung von Besitzgier, Habgier, Neid und Machtstreben.

68 Trumpet Vine (Trompetenblume): Bei Stottern und anderen Sprachstörungen; für Vitalität und Ausdruckskraft in der verbalen Kommunikation.

69 Violet (Veilchen): Gegen Schüchternheit, Furcht und die Neigung, sich zurückzuhalten oder zurückzuziehen.

70 Yarrow (Gewöhnliche Schafsgarbe): Zur Stärkung der Aura, die gegen negative Umwelteinflüsse schützt.

71 Yerba Santa (Heiliges Kraut): Geeignet für Menschen, die sich zu ernst nehmen.

4. Homöopathische Selbstbehandlung

Jede Krankheit zeichnet sich durch bestimmte, mehr oder weniger starke Symptome aus. Manche davon sind leichter Art und auch leicht zu erkennen, zum Beispiel wenn Sie Bauchschmerzen, Kopfweh oder Durchfall haben. Sollten die Krankheitssymptome schwer einzuordnen sein oder ernsten Charakter haben, so wenden Sie sich besser an einen Arzt, in dringenden Fällen an einen Notarzt.

Dieses Kapitel ist dafür gedacht, daß Sie sich bei kleineren Beschwerden, oder wenn gerade kein Arzt erreichbar ist, selbst helfen können. Die Homöopathie bietet hierbei einfache und rasche Hilfe. Deshalb habe ich einige grundlegende Ratschläge zur Selbstbehandlung zusammengestellt.

4.1 Maßnahmen vor der Behandlung

Vor jeder homöopathischen Behandlung sollte getestet werden, ob Sie auf die Mittel nicht "verkehrt" reagieren. Eine solche verkehrte Reaktion nennt man »revers«. Ein gutes Beispiel sind hyperaktive Kinder, die auf Beruhigungsmittel hin immer aufgedrehter werden. Ähnliches läßt sich bei manchen Erwachsenen feststellen, bei denen überhaupt kein Mittel zu helfen scheint. Jedes homöopathische Medikament bringt ihnen statt einer Besserung eine Verschlechterung, auch wenn es noch so gut repertorisiert ist und zu diesen Patienten paßt. Zu diesem Kreis gehören vor allem Menschen, deren Lebenseinstellung gegen sich selbst gerichtet ist. Sie zeigen eine verhängnisvolle Neigung, gerade ihrer Gesundheit abträgliche Stoffe zu sich zu nehmen und sich in ebenso ungesunde Situationen zu bringen. Wundert es Sie, daß zu diesen Leuten sehr viele Raucher gehören?

110

Sie können sich aus diesem reversen Zustand herausbringen, indem Sie mit beiden Händen eine Faust machen und die Handrücken nach unten drehen. Klopfen Sie nun mehrmals die Fäuste mit der Seite gegeneinander, an der Sie die kleinen Finger haben. Auf diese Weise regen Sie die beiden Akupunkturpunkte an, die man als »Dünndarm 3« bezeichnet. Diese Punkte sind laut der chinesischen Medizin das Tor für die ganze Wirbelsäule bis hin zum Kopf. Sie können es sich so vorstellen, daß Sie mit diesem Klopfen das Tor öffnen, das den Weg zur Blockade im Kopf freigibt und die reverse Situation beseitigt.

Sie werden diese Technik sehr schnell zu schätzen wissen, wenn Sie sie noch etwas ergänzen und in Ihr Leben einbauen. Denken Sie sich während des Klopfens immer positive Sätze, zum Beispiel:

"Ich will gesund werden",
"Ich will lieb werden",
"Ich will positiv denken",
"Ich will Kraft haben"

und ähnliches, so werden Sie finden, daß diese Ziele viel leichter erreichbar werden. Verwenden Sie aber auf keinen Fall Sätze, die eine Verneinung oder die Worte "nein", "nicht" und "keine" beinhalten.

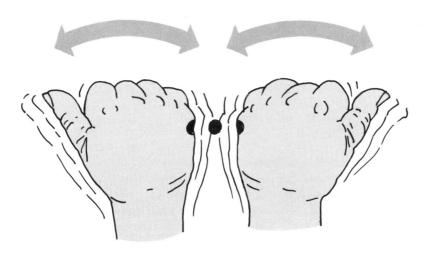

Abb. 21: Handstellung zum Beseitigen einer reversen Reaktion (»Reversklopfen«)

Solche Sätze kann das Unterbewußtsein offensichtlich nicht verarbeiten. Es unterschlägt beispielsweise in dem Satz "Ich will keine Kopfschmerzen" das Wort "keine", so daß die Aussage bleibt: "Ich will Kopfschmerzen". Deshalb ist es sehr wichtig, nur positive Sätze ohne Verneinung zu verwenden.

Probieren Sie drei Tage hintereinander diese Methode aus. Klopfen Sie morgens ungefähr 3mal fest den »Dünndarm 3« und sagen Sie sich 3mal den Satz "Ich will fit werden". Sie werden nicht glauben, wie gut es Ihnen den ganzen Tag geht. Sie ersparen sich damit viele Krankheiten, neigen weniger zu Müdigkeit und Schlaffsein und können jeden Heilungsprozeß positiv beeinflussen.

Reverse Patienten wollen sich nicht wirklich helfen lassen. Sie kommen zwar zur Behandlung, sind aber nicht bereit, einen Rat zu befolgen. Ein typischer Fall als Beispiel: Ein Patient mit Kopfschmerzen, die als Folge einer Nahrungsmittelallergie auftreten, lehnt den Rat ab, von Süßigkeiten zu lassen (Süßigkeiten verstärken die Nahrungmittelallergie). Er benützt unbewußt diese Kopfschmerzen, um die Familie oder den Ehepartner zu erpressen. Obwohl er natürlich keine Kopfschmerzen haben möchte, wehrt sich sein Unterbewußtsein gegen gegen eine Genesung, damit sich die Familie um ihn kümmert und er die Zuneigung erhält, die er in Wirklichkeit immer sucht. Ebenso reagieren hyperaktive Kinder auf alles verkehrt, weil auch negative Eigenschaften den Effekt haben, auf sich aufmerksam zu machen.

Bitte beachten Sie: Eine homöopathische Behandlung wirkt nicht, wenn

* Sie ein falsches Mittel gewählt haben
* Sie revers sind

Bei chronischen Erkrankungen stören zusätzlich:

* Amalgam oder Metalle in Mundbereich
* ein schlechter Schlafplatz
* falsche homöopathische Potenz
* falsche Eßgewohnheiten
* Umweltbelastung
* Erbliche Belastung
* durchgemachte Krankheiten.

112

4.2 So nehmen Sie homöopathische Mittel

Eine homöopathische Selbstbehandlung ist für Laien nicht gerade einfach. Der normale Weg, zu einem homöopathischen Mittel zu finden, geht über ein sehr umfangreiches und zeitaufwendiges Repertorisieren. Dies bedeutet, daß aus der Fülle der homöopathischen Mittel das eine richtige ausgewählt werden muß, dessen Arzneimittelbild mit den akuten Krankheitssymptomen übereinstimmt. Die dazu nötige Vorgehensweise verlangt umfangreiche Kenntnisse der Mittel und ein gründliches Wissen über die Zusammenhänge im Körper.

Damit Sie nicht erst jahrelang homöopathische Studien betreiben müssen, habe ich die Krankheiten ausgewählt, bei denen eine homöopathische Behandlung durch den Laien prinzipiell möglich ist. Doch werden Sie auch bei diesem Angebot auf Situationen stoßen, bei denen Sie sich zwischen mehreren Mitteln entscheiden müssen. Sie sollten dies erst nach gewissenhafter Beobachtung und Prüfung Ihrer Symptome tun. Sie können auch Hinweise auf die richtige Entscheidung bekommen, wenn Sie die fraglichen Mittel nacheinander in die Hand nehmen und jeweils den kinesiologischen Test durchführen. Wann immer Sie unsicher sind, sehen Sie dies nicht als ein Zeichen mangelnder Entscheidungsfreude, sondern lassen Sie sich dann von einem erfahrenen Homöopathen beraten oder noch besser behandeln.

Bevor Sie sich selbst behandeln, sollten Sie noch einmal das Kapitel über die Potenzen nachlesen und die folgenden Ratschläge ernsthaft beherzigen:

Keine Hochpotenzen! Verwenden Sie als Laie nie eine höhere Potenz als D30 oder C30. Hochpotenzen dürfen nur von einem Arzt oder erfahrenen Homöopathen eingesetzt werden, da sie eine Woche bis mehrere Monate lang wirksam sein können. Wenn Sie sich bei der Auswahl der Potenz nicht sicher sind, verwenden Sie im Zweifelsfall immer D30, mit der Sie keinen Schaden anrichten können. Bei akuten Fällen sollte man aber mit niedrigen Potenzen behandeln, eventuell kann man auch mehrere Potenzen nebeneinander einsetzen.

Übliche Dosierungen. Bei niedrigen Potenzen von D2 bis D15 nimmt man üblicherweise 3mal 5 Globuli täglich, bei D30 1mal 5 Globuli täglich oder 1mal 5 Globuli wöchentlich. Handelt es sich um einen akuten Fall, so lösen Sie die ausgewählten Globuli in einem Glas Wasser auf. Trinken Sie am ersten Tag alle 10 Minuten einen Schluck. An den folgenden Tagen nehmen Sie 3mal 3 Globuli täglich, bis die Beschwerden abklingen. Da es unterschiedliche Darrreichungsformen gibt, hier eine "Umrechnungstabelle": 5 Globuli entsprechen 1 Tablette oder 5 Tropfen einer Alkohollösung.

Tropfmischungen. Bei manchen Beschwerden werden Tropfmischungen empfohlen. Dabei handelt es sich, wenn nicht anders angegeben, um wässerige Lösungen der angegebenen Mittel. Sie lassen sich die Tropfmischung am besten in der Apotheke zusammenstellen. Meist werden dabei von jedem Mittel 10 ml verwendet und mit den anderen vermischt. Bei 3 verschiedenen Mitteln erhalten Sie dann beispielsweise 30 ml Tropfmischung. Nehmen Sie diese entsprechend der angegebenen Empfehlung ein.

Mittel im Wechsel einnehmen. Wenn Sie die Angabe finden, daß mehrere Mittel im Wechsel eingenommen werden sollen, so gehen Sie am besten nach folgenden Schema vor: Am ersten Tag alle Mittel zusammenmischen und in ein Glas Wasser geben (ca. 0,2 l). Trinken Sie davon alle 15 Minuten einen Schluck, so wird die Wirkung dieser Mittel besonders intensiv. Sollten am nächsten Tag die Beschwerden noch vorhanden sein, nehmen Sie von nun an die Mittel entsprechend der angegebenen Dosierungsempfehlungen, bis die Beschwerden abgeklungen sind. Sollten Sie keine Angaben zur Dosierung finden können, nehmen Sie von jedem Mittel 3mal 5 Globuli täglich bis zum Verschwinden der Beschwerden.

4.3 Beschwerden und Vorschläge zu ihrer Behandlung

Akne

Akne ist eine Erkrankung der Haarfollikel und Talgdrüsen, die meist während der Pubertät auftritt. Sie erscheint häufig in Zeiten einer Umstellung des Hormonsystems. Ein konstitutioneller oder bakterieller Einfluß ist möglich. Bevorzugt sind Gesicht, Rücken, Schultern und Brust betroffen.

Aus der chinesischen Heilkunde wissen wir, daß sich gerade im Gesichtsbereich die Meridiane von Magen, Dickdarm, Galle und den Hormondrüsen befinden. Am Rücken setzt sich der Blasenmeridian fort, auf der Brust die Meridiane von Magen und Niere. Man kann nach der chinesischen Betrachtung also davon ausgehen, daß es sich bei Akne um Schwächen der Verdauung, der Ausscheidungsorgane sowie der Hor-mondrüsen handelt. Diese Organe müssen bei einer Therapie berücksichtigt werden. Wichtigste Behandlungsmethode ist die pH-Wert-Regulierung. Zu vermeiden sind alle säuernden Nahrungsmittel, wie alkoholische Getränke, Kaffee, schwarzer Tee, Schokolade, Süßigkeiten generell, gezuckerte Getränke, Fette, Nüsse, Coca Cola, Zitrusfrüchte und zuviel Kochsalz.

Zu empfehlen ist eine vitaminreiche Rohkost, die vor allem vor den warmen Mahlzeiten eingenommen werden sollte, da sie günstig auf den Magen-Darm-Bereich wirkt. Zur Aktivierung der Hautdurchblutung haben sich Trockenbürsten-Massagen bewährt.

Therapievorschläge:

Basistherapie:	*Silicea D6* (biochemische Tabletten, 3mal 1 Tablette tgl., über 3 Monate) oder *Silicea D10* (1mal 5 Globuli tgl.)
Weitere Hauptmittel:	*Sulfur iodatum D6* (3mal 5 Globuli tgl.); bei Tendenz zur Eiterung *Hepar sulfuris D6* sowie *Calcium* je nach dem Konstitutionstyp

bei schuppiger oder juckender Kopfhaut mit fettigen Haaren:	*Juglans regia D4* (3mal 1 Tablette tgl.) und *Sarsaparilla D4* (3mal 5 Globuli tgl.)
bei Verstopfung:	*Graphites D12* (2mal 5 Globuli tgl.)
bei Verhärtungen:	*Acidum fluoratum D12* (2mal 5 Globuli tgl.)
bei Juckreiz im Gesicht:	*Kalium bromatum D6* (3mal 1 Tablette tgl.)
Akne bei Jugendlichen:	*Arsenicum bromatum D6* (3mal 1Tablette tgl.)
bei nervösen und schlanken Patienten:	*Kalium iodatum D12* (2mal 5 Globuli tgl.)
bei Ausschlag an den Haaransätzen:	*Natrium muriaticum D30* (1mal 5 Globuli tgl.). Sie können auch Entzündungs- oder Eitermitteln verwenden

Für die Darmentgiftung können Sie Luvos-Heilerde innerlich oder Birkenkohle (Kapseln) von der Firma Weleda verwenden. Eine kosmetische Behandlung ist möglich durch Dampfbäder mit verschiedenen Pflanzen (zum Beispiel Fenchel, Thymian, Majoran oder Agrimony), und durch das Auftragen von Heilerde, die (mit Wasser vermischt), aufgetragen und zum Austrocknen gebracht wird. Während des Austrocknungsprozesses dringen die Mineralien aus der Heilerde in die Haut, die dadurch besser durchblutet, ernährt und mit Feuchtigkeit versorgt wird sowie an Spannkraft gewinnt. Bei Akne und Allergien sollte man alle Cremes und Kosmetika vor der Verwendung kinesiologisch darauf testen, ob sie geeignet sind.

Alkoholmißbrauch

Therapievorschläge:

akut:	*Nux vomica D6* (3mal 5 Globuli tgl.)
am Abend vorher:	*Nux vomica D30* (1mal 5 Globuli): am nächsten Tag morgens noch einmal 5 Globuli.

Allergien

Heute leidet bereits jeder dritte Deutsche an einer Allergie. Mit diesen Zahlen nähern wir uns langsam, aber unaufhaltsam, den Ver-hältnissen in den USA, wo fast jeder eine Allergie aufweist. Die steigende Zahl der Allergien ist wohl darin begründet, daß wir in zunehmendem Maße allergisierenden Belastungen aus unserer Umwelt und Nahrung ausgesetzt sind. Sie führen zu Überempfindlichkeitsreaktionen des Immunsystems, wie sie beim Einatmen bestimmter Pollen, Stäube oder Tierhaare, beim Genuß bestimmter Nahrungsmittel oder als Reaktion auf Metallverbindungen wie beispielsweise Chrom oder Nickel und auf Farbstoffe bekannt sind. Weniger bekannte Auslöser sind Würmer oder andere Parasiten, zum Beispiel Pilzerkrankungen.

Diese nur kleine Auswahl möglicher Allergieauslöser verdeutlicht bereits, daß man zur Behandlung auf jeden Fall einen versierten Therapeuten konsultieren muß . Hinter den beobachtbaren Allergien steckt nämlich immer ein entgleister Stoffwechsel vor dem Hintergrund einer erblichen Veranlagung. Auch Kinder leiden immer häufiger unter einem gestörten Stoffwechsel, dessen erste Ursachen bereits vor oder kurz nach der Geburt gesetzt werden. Meist wird er durch Mißbrauch von Mineralstoffpräparaten und Medikamenten oder die fehlende Bereitschaft zum Stillen eingeleitet. Dazu kommen familiäre Belastungen wie zum Beispiel Bronchialasthma, Diabetes, Neurodermitis und Heuschnupfen, die dann noch durch Medikamente, durch nicht ausgeheilte, immer wiederkehrende Erkrankungen der Nasennebenhöhlen, Mandeln oder der Blase verstärkt werden können.

Bei der Einleitung einer Allergiebehandlung stellt man immer wieder einen sauren pH-Wert des Speichels fest (morgens vor dem Zähneputzen gemessen), der auf eine Übersäuerung des Organismus hinweist. Deshalb gehört an den Anfang jeder Allergiebehandlung die Regulierung des pH-Wertes.

Bei akuten Allergien ist eine Diät besonders wichtig. Säuernde Lebensmittel sollten unbedingt vermieden werden. Als besonders säuernd gelten Genußmittel wie Kaffee, Tee, Alkohol, weißer Zucker, Weißmehl und Süßigkeiten. Wegen ihrer säuernden Wirkung sind aber auch Milch und Milchprodukte, manchmal Eier, Fisch oder Krustentiere, Schweinefleisch, verschiedene Getreidearten, Erdbeeren, Tomaten oder Zitrusfrüchte häufige Allergene. Nicht unterschätzt werden darf darüber hinaus die verstärkende Wirkung von Antibiotika, Hormonbeigaben bei der Fütterung bestimmter Schlachttiere, Pestiziden sowie Insektizidrückständen bei Obst und Gemüse.

Ferner läßt sich bei den meisten Allergikern eine gestörte Darmtätigkeit feststellen, die manchmal sogar der Auslöser für eine allergische Sensibilisierung sein kann. In solchen Fällen muß eine Darmsanierung der eigentlichen Behandlung vorausgehen, da sonst die Fäulnis- und Gärungsvorgänge im Darm immer wieder die Entgiftung des Körpers behindern. Auch auf eine eventuelle Dysbiose und das Vorkommen von Pilzen im Darm sollte geprüft werden.

Die üblicherweise zur Behandlung von Allergien eingesetzten Antihistaminika und Corticoide unterdrücken zwar die Allergiesymptome, lösen meiner Meinung nach das eigentliche Problem jedoch nicht. Ich halte es für wichtig, die Bereitschaft zur Allergie zu beseitigen, denn nur dann wird das auslösende Allergen keinen Schaden mehr anrichten.

<u>Therapievorschläge:</u>

bei akutem Anfall:	*Histaminum D6* (1 Tag lang halbstündlich 5 Globuli, danach 3mal 5 Globuli tgl.)
bei chronischer Allergie:	*Histaminum D30* (1mal pro Woche, bei Bedarf tgl.)
bei ständigem quälendem Juckreiz:	*Calcium D6* (je nach Konstitutionstyp das geeignete Calcium). Zusätzlich *Histaminum D6* und *Psorinum D30* (je 1mal wöchentlich 5 Globuli), *Mezereum D4* (mehrmals 5 Globuli tgl.)
bei Juckreiz nach Mitternacht und brennendem Ausschlag:	*Arsenicum D30* (1mal 5 Globuli tgl.)
bei Juckreiz vor Mitternacht mit bläschenbildenden Ausschlägen:	*Rhus toxicodendron D6* (3mal 5 Globuli tgl.) und *Cardiospermum D6* (3mal 5 Globuli tgl.) auch bei Ekzem, Hautjucken, Arznei- und Waschmittelausschlägen

118

Ein Wort zur Verwendung von Salben bei allergiebedingten Hautausschlägen: Grundsätzlich ist dies nicht empfehlenswert, da der Körper versucht, seine innere Störung nach außen abzuschieben und sich über dieses Ventil zu entlasten. Durch das Auftragen von Salben, ganz besonders Cortisonsalben, wird der Organismus dieser Möglichkeit beraubt und die Krankheit nach innen gedrückt. So erhält sich die Belastung und es kommt nicht selten zu Entlastungsphänomenen wie Asthma oder Colitis (eine Darmerkrankung). Für die Fälle, in denen eine Anwendung gerechtfertigt erscheint, kann ich Cardiospermum-Salbe oder Rescue-Remedy-Salbe je nach Verträglichkeit empfehlen.

Zusätzlich können Bäder empfohlen werden, die zur Entsäuerung des Organismus geeignet sind: Ölbad mit einem Zusatz von 1 Eßlöffel Natrium carbonicum crudum-Kristallen. Für die Darmentgiftung sind folgende Präparate bewährt: Heilerde Luvos (innerlich) oder Birkenkohle (Kapseln) von Weleda.

Amalgamausleitung

In allen Zahnfüllungen aus Amalgam ist Quecksilber und Silber enthalten. Beide Stoffe führen zu körperlichen Belastungen und sollten deshalb aus dem Körper entfernt werden. Dazu gehört einerseits das Ersetzen der Amalgamfüllungen durch andere, beispielsweise lichtgehärtete Gold- oder Kunststoffüllungen, zum anderen müssen die im Körper gelösten Metalle ausgeleitet werden. Die dazu geeigneten Mittel können Sie auch am ersten Tag einer Zahnbehandlung einnehmen, wenn der Zahnarzt Amalgam entfernt.

Therapievorschläge

Amalgamausleitung:	*Silber-Amalgam Nosode D6* (1mal 1 Ampulle tgl.): 5 Tage lang
Begleitmittel:	*Argentum nitricum D12* (1mal 5 Globuli tgl.): mindestens 7 Tage lang, leitet Silber aus *Mercurius solubilis D15* (1mal 5 Globuli tgl.): 7 Tage lang, leitet Quecksilber aus

nach Entfernen aller Amalgamfüllungen:	*Silber-Amalgam Nosode D200* (1mal 1 Ampule, 1 Gabe), *Argentum nitricum D200* (1mal 5 Globuli, 1 Gabe) und *Mercurius solubilis D200* (1mal 5 Globuli, 1 Gabe)

Aphten

Bei der Behandlung von Aphten und anderen Mundschleimhauterkrankungen sollte man sich vorher vergewissern, ob die Zähne in Ordnung sind und sich nur eine Sorte von Metall im Mundbereich befindet. Oft ist die Ursache auch eine Dysbiose im Darmbereich. Wie schon der Volksmund sagt: "Der Darm fängt im Mund an", ist bei angegriffener Mundschleimhaut häufig auch die Schleimhaut im Darmbereich nicht in Ordnung, auch das könnte der auslösende Faktor sein.

Therapievorschläge:

bei Entzündung:	*Lachesis D12, Phytolacca D3* und *Echinacea D5* als Tropfmischung (3mal 10 Tropfen tgl.)
bei Eiter:	*Hepar sulfur D6* (3mal 5 Globuli tgl.)
bei großer Schwäche:	*Cholchicum-Tabletten D4* (3mal 1 Tablette tgl.): auch bei Brennen und Trockenheit im Mund
klassisches Aphtenmittel:	*Sempervivum D6* (3mal 1 Tablette tgl.): bis zum Verschwinden der Aphten.

Asthma

Asthma ist nach meinen Erfahrungen fast immer eine Folge der Unterdrückung eines anderen Leidens. Entweder wurde ein Hautausschlag mit Cortison oder ähnlichen Salben behandelt, eine Kinderkrankheit nicht auskuriert, sondern vor Erreichen ihres Höhepunkts mit Antibiotika unterdrückt, oder eine Bronchitis nicht ausgeheilt und mit "schwerem Geschütz" in Schach gehalten. Deshalb muß man bei

Asthma immer die unterdrückte Krankheit behandeln. Das bedeutet, daß man diese Krankheit eigentlich noch einmal provozieren und ablaufen lassen sollte, um mit einer gründlichen Heilung schließlich auch das Asthma zu bekämpfen.

Eine entsprechende Konstitutionstherapie muß natürlich einem erfahrenen Homöopathen überlassen bleiben. Doch kann man eine homöopathische Begleittherapie in jedem Fall empfehlen, um mit schonenden Mitteln eine Entlastung zu erreichen. Selbstverständlich müssen Sie bei einem akuten Anfall auf entsprechende schulmedizinische Sprays und Medikamente zurückzugreifen.

In der chinesischen Medizin stellen Lunge und Darm ein voneinander abhängiges Meridian-Paar dar. Deshalb muß man bei allen Lungenbelastungen unbedingt auch den Darm beachten und zum Ausheilen bringen. Als begleitende Maßnahmen sollten Atemübungen, Fußreflexzonen- oder Bürstenmassagen und Bäder eingesetzt werden. Kleinkinder nehmen ein Bad von 15 Minuten, dessen Temperatur man langsam bis 40 Grad Celsius erhöht. Größere Kinder und Erwachsene baden so heiß wie möglich. Auch feuchte Brustwickel, die einige Stunden lang alle fünf Minuten wiederholt werden, wirken sehr befreiend. In der Temperatur ansteigende Unterarm- und Fußbäder oder Heublumenauflagen am Rücken können zu vegetativer Umstimmung führen.

Bei einem akuten Asthmaanfall ist es wichtig, daß der Patient die richtige Stellung für eine entlastende Atmungsregulation einnimmt. Der Oberkörper muß wie zu einem Buckel nach vorne gebeugt werden, indem man entweder auf einem Stuhl sitzt und Kopf und Arme auf die Lehne stützt, die Knie-Ellenbogenlage einnimmt oder im Schneidersitz den Oberkörper nach vorne verlagert.

Therapievorschläge:

| homöopathische Asthma- Notmischung: | *Mephites D6, Glonoinum D4, Cuprum metallicum D8* und *Blatta orientalis D2* (vom Apotheker zu gleichen Teilen in ein 40 ml-Fläschchen mischen lassen und bei Atemnot alle 5 Minuten 10 Tropfen einnehmen) |

Bewährt haben sich auch die Tropfmischungen aus Ipecacuanha D3 und Arsenicum album D8 oder Ipecacuanha D3 und Sambucus nigra D2 (bei Atemnot jede Viertelstunde einnehmen).

Augenerkrankungen

Die meisten Augenerkrankungen sind, obwohl sie akut auftreten, konstitutionell bedingt. Bei ungeklärten Augenerkrankungen sollte man prüfen, ob der Darm richtig arbeitet. In jedem Fall ist eine Aufklärung durch einen Homöopathen notwendig, der das entsprechende Konstitutionsmittel oder die in Frage kommende Nosode auswählen muß .

Therapievorschläge:

bei Augen- entzündungen:	*Euphrasia D4* (3mal 1 Tablette tgl.) oder *Euphrasia-Augentropfen* (3mal 3 Tropfen tgl.): bewirken eine rasche Erleichterung
Augen zusätzlich ver- klebt und eitrig:	*Graphites D8* (2mal 5 Globuli tgl.) oder *Hepar sulfuris D6* (3mal 5 Globuli tgl.)

Nach meiner Erfahrung verbessert sich zum Beispiel bei Kindern mit starker Dioptrienzahl im Minus-Bereich nach einer Gabe Luesinum C1000 die Sehkraft erheblich. Zur Verbesserung der Sehkraft setzt man im allgemeinen aber die erbliche Nosode *Luesinum D200* oder *D1000* sowie auch *Nervus opticus D3* von der Firma Wala ein. Die Entscheidung darüber muß von einem Therapeuten getroffen werden.

Bettnässen

Die Ursachen für Bettnässen sind vielseitig, wobei vor allem die psychische Komponente einen großen Stellenwert hat. Man sagt, bettnässende Kinder weinen in der Nacht die Tränen, die sie tagsüber nicht zeigen durften. Bei dieser Störung muß sorgfältig abgeklärt werden, ob sie von organischen Ursachen wie zum Beispiel einem Bakterienbefall

durch chronische Verstopfung, einer geopathischen oder einer psychischen Ursache herrührt. Die Behandlung ist meist langwierig und es kommen praktisch alle Konstitutionsmittel in Frage.
Liegt eine erbliche Belastung vor, wird diese meistens mit den Mitteln Tuberculinum, Psorinum und Medorinum stillgelegt. Die Wahl des Mittels ist durch einen Homöopathen zu bestimmen.

Als allgemeine Maßnahmen gegen Bettnässen kann man die Flüssigkeitszufuhr nach 17.00 Uhr einschränken (Suppen, Getränke) und schleimhautreizende Gewürze wie Curry, Pfeffer, Paprika, Meerrettich, Senf und Majoran beim Würzen der Speisen weglassen. Besonders achten sollte man auf kalte Füße, ein ansteigendes Fußbad von 5 Minuten vor dem Schlafengehen ist zu empfehlen.

Therapievorschläge:

Abgang von Urin tagsüber und nachts:	*Ferrum metallicum D12* (2mal 5 Globuli tgl.). Nach drei Wochen *Ferrum metallicum D200* (1mal 5 Globuli monatlich). Vor allem bei Kindern, die blutarm sind, schnell einen roten Kopf bekommen und deren Mutter in der Schwangerschaft Eisen bekommen hat
eigensinnige, launenhafte Kinder, Zähneknirschen in der Nacht:	*Belladonna D6* (1mal 5 Globuli tgl.), *China D12* (2mal 5 Globuli tgl.): bei reichlichen Urinmengen
sehr erregbare Kinder, schwatzhaft, mit Wutanfällen:	*Agaricus muscarius D12* (1mal 5 Globuli tgl.)
Einnässen im ersten Schlaf:	*Equisetum D4* (3mal 5 Globuli tgl.): auch bei unbemerktem Abgang am Tag
	Plantago D6 (3mal 5 Globuli tgl.): Harn reichlich

Causticum D30 (3mal 5 Globuli wöchentlich): schwache Kinder mit Verschlechterung in der kalten Jahreszeit, Wasserabgang unbemerkt oder bei Husten und Lachen (kann keinen Harn halten)

plötzlicher, häufiger und unwiderstehlicher Harndrang am Tage:

Verbascum D6 (3mal 5 Globuli tgl.): wenn noch Ohrenbeschwerden, ziehende Schmerzen am Innenohr dazukommen

Petroselinum D4 (3mal 1 Tablette tgl.): bei häufigem Harndrang am Tage

Pulsatilla D4 (3mal 5 Globuli tgl.): bei weinerlicher, sensibler Konstitution

Schließmuskelschwäche:

Kalium carbonicum D6 (3mal 5 Globuli tgl.): bei müden und schlaffen Patienten

Calcium phosphoricum D6 (2mal 5 Globuli tgl.): bei frösteligen Patienten mit weiten Pupillen.

Blähungen

Blähungen und trockene Haut sind die ersten Anzeichen einer falschen Verdauung und einer Schwäche der Bauchspeicheldrüse. In der chinesischen Medizin stellen Pankreas- und Magenmeridian ein Meridianenpaar dar. Das bedeutet, daß es bei Unterfunktion der Bauchspeicheldrüse auch zu einer mangelhaften Magensaftbildung kommen kann. Durch falsche Ernährung wird diese Situation verschlimmert. Auch der pH-Wert des Speichels sollte in diesem Fall unbegingt reguliert werden.

Zur Behandlung der Bauchspeicheldrüse ist eine Regulation des Stoffwechsels notwendig. Dies muß durch einen erfahrenen Therapeuten in die Wege geleitet werden, der die Art der vorliegenden Stoffwechselstörungen beurteilen kann.

Therapievorschläge:

Blähungen verbunden mit Magenschmerzen:
Magnesium carbonicum D4 (3mal 1 Tablette tgl.): bei Magenschmerzen, die auch mit Streß und Verkrampfungen zu tun haben

Streß unter Alkoholmißbrauch:
Nux vomica D6 (3mal 5 Globuli tgl.)

bei gestörter Leberfunktion:
Lycopodium D6 (3mal 5 Globuli tgl.): wenn Zwiebeln und Knoblauch nicht vertragen werden, der Gürteldruck nach dem Essen unerträglich wird und der Höhepunkt der Blähungen gegen 16.00 Uhr liegt

Mandragora D6 (3mal 5 Globuli tgl.): Beschwerden betreffen besonders die rechte Seite

bei Schläfrigkeit, die fast ohnmachtsartig ist:
Nux moschata D4 (3mal 5 Globuli tgl.): Trockenheitsgefühl im Mund ohne Durst; eher Verstopfung

Chamomilla D30 (1mal 5 Globuli tgl.): bei Blähungskoliken

Magnesium phosphoricum D4 und *Plumbum metallicum D15* (jeweils 2mal 5 Globuli): im Wechsel einnehmen, wenn zusätzlich eine ständige Verstopfung vorliegt

Carbo vegetabilis LM6 (3mal 1 Tablette tgl.): bei starkem Druck nach oben, Fettunverträglichkeit, Aufstoßen.

125

Blasenentzündung

Bei chronischen Blasenentzündungen muß ein Therapeut die Hintergründe abklären. Häufig ist eine schlechte Darmtätigkeit die Ursache für ihr Auftreten. Wird der Darm dadurch zu alkalisch, kann Ammoniak durch die Darmwand und über das Blut zuerst in die Leber und anschließend in Nieren und Urin gelangen. Durch den nun auch dort veränderten pH-Wert können sich krankmachende Bakterien schneller vermehren. Manchmal verursachen auch psychische Belastungen eine nervöse Reizblase, die sich später entzünden kann.

Bei der Behandlung von Blasenentzündungen sollte der Urin durch eine Laborbestimmung auf Bakterien und Chlamydien untersucht werden, damit eine gezielte Behandlung durchgeführt werden kann. Werden dabei Bakterien gefunden, so empfiehlt es sich, entsprechende Bakteriennosoden testen. In jedem Fall ist während einer akuten Entzündung wegen der auftretenden Übersäuerung darauf zu achten, daß der Urin alkalisiert wird. Deshalb sind säuernde Nahrungsmittel wie Fleisch, Zucker, Kaffee, Zitrusfrüchte und ähnliche zu meiden. Man sollte viel trinken, bevorzugt Nieren- und Blasentees. Auch ansteigende Sitzbäder (in Stufen die Temperatur erhöhen) mit Ackerschachtelhalm-Aufguß sind zu empfehlen.

Therapievorschläge:

bei Durchnässung oder Erkältung:	*Dulcamara D4* (3mal 5 Globuli tgl.): das erste Mittel bei akuten Schwierigkeiten
brennende Schmerzen beim Wasserlassen:	*Cantharis D4* und *Berberis D3*: die bewährte Kombination, 1 Tag lang im Wechsel alle 15 Minuten 3 Globuli einnehmen, danach 3mal 5 Globuli tgl.; auch wenn sich die Wirkung von Dulcamara nicht nach wenigen Stunden bemerkbar macht
bei Krämpfen:	*Mercurius corrosivus D6* (3mal 1 Tablette tgl.) und *Petasites D6* (3mal 5 Globuli tgl.)
nervöse Blasenschwächen:	*Piper methysticum D4* (3mal 5 Globuli tgl.)

bei starkem Harndrang:	*Nux vomica D6* (3mal 5 Globuli tgl.)
Blasenentzündung mit Prostata-Beschwerden:	*Populus tremuloides D4* (3mal 5 Globuli tgl.) und *Sabal serrulatum D2* (3mal 1 Tablette tgl.)
entzündliche Erkrankungen der Harnwege:	*Pareira brava D6* (3mal 1 Tablette tgl.): bei starken Schmerzen, fortwährendem Drang zum Wasserlassen und Harnverhalten
chronische Blasenschwäche:	*Causticum D6* (2mal 5 Globuli tgl.): der Urin tröpfelt unkontrollierbar bei jedem Hustenstoß oder Lachen. Bei leichten Fällen reicht *Causticum D200* (1mal 5 Globuli monatlich).

Blutdruck

1. Niedriger Blutdruck

Bei niedrigem Blutdruck sollte man unbedingt von einem Therapeuten die Ursache klären lassen. Nicht selten ist zum Beispiel eine Ohrenerkrankung, besonders eine Mittelohrentzündung, der Auslöser. Auch Nahrungsmittelallergien kommen in Frage, da eine durch Antigene ausgelöste Histaminausschüttung die Gefäße erweitert und dadurch den Blutdruck erniedrigt. In diesem Fall empfiehlt sich meiner Meinung nach eine pH-Wert-Regulierung als erste Maßnahme.

Therapievorschläge:

bei akutem Blutdruckabfall:	*Arnica D30* und *Veratrum album D4*: als Tropfmischung alle 5 Minuten 10 Tropfen einnehmen, bis sich der Blutdruck normalisiert
	Ammonium carbonicum D4 (3mal 1 Tablette tgl.): zusätzlich bei depressiven und nervösen, erschöpften Patienten, die Hitze nicht vertragen

bei stürmischer und un-regelmäßiger Herzaktion:	*Kalium carbonicum D6* (3mal 1 Tablette tgl.): bei Verschlimmerung nachts gegen 3.00 Uhr
Gefühl des Herzstillstandes:	*Gelsemium D4* (3mal 5 Globuli tgl.): der Patient muß sich dabei bewegen; krampfartige Schmerzen in der Herzgegend, Zittern, lähmungsartige Schwäche, Kopfschmerzen
Folge von Durchfall oder Blutverlust:	*China D6* (3mal 1 Tablette tgl.)
Kollapsneigung:	*Carbo vegetabilis LM 6* (2mal 5 Tropfen tgl.): viel Aufstoßen und Magendrücken

2. Hoher Blutdruck

Bei hohem Blutdruck sind die Ursachen ebenfalls so vielfältig, daß zur Abklärung ein Therapeut unbedingt nötig ist. Häufig spielen bei der Behandlung erbliche Nosoden wie Luesinum eine Rolle, ebenso kommen homöopathische Schwermetalle wie zum Beispiel Blei in Frage. Bei Klärung der Ursachen sollten in jedem Fall auch die Nieren untersucht werden, weil eine geschädigte Niere das Blut nicht filtrieren kann und es sich dann vor der Niere staut, was ebenfalls den Blutdruck erhöht.

Therapievorschläge:

bei kräftigen und heftigen Menschen:	*Aurum D4* (3mal 1 Tablette tgl.): empfehlenswert bei Blutwallungen, Rhythmusstörungen, Druck hinterm Brustbein, Verschlimmerung nachts und in der Ruhe
	Arnica D6 (3mal 5 Globuli tgl.): bei krampfartigen Herzbeschwerden, rotem heißem Kopf und kühlem Körper; Typ muskulär, Arbeitsmensch
bei schwächeren Menschen:	*Viscum album D4* (3mal 5 Globuli tgl.): Herzklopfen, Herzdruck, Schwindel, innerliche Unruhe

Barium carbonicum D30 (1mal 5 Globuli tgl.):
bei Arteriosklerose, Schwindel, harte klopfende Herztöne, Vergeßlichkeit, Verdrießlichkeit, Neigung sich zurückzuziehen

bei erhöhten Cholesterinwerten:	*Cholesterinum D6* (3mal 5 Globuli tgl.)
Angstgefühle:	*Rauwolfia D12* (2mal 5 Globuli tgl.).

Blutungen

Ist der Grund einer Blutung nicht so offensichtlich wie zum Beispiel bei einer Verletzung, so muß erst die Ursache geklärt werden. Blutungen können nämlich beispielsweise auch die Folge einer erblichen Belastung, einer belasteten Leber oder von Bluthochdruck sein. Suchen Sie bei ungeklärten Ursachen immer einen Therapeuten auf.

Therapievorschläge:

bei Zahnfleischblutung:	*Phosphorus D12* (2mal 5 Globuli tgl.), *Symphytum D3* und *Lycopodium D3* (von jedem 3mal 5 Globuli tgl.): bei zusätzlicher Parodontose
bei Blutungen nach der Geburt:	*Ustilago maydis D12* und *Bellis perennis D12* (von jedem 1mal 5 Globuli tgl.)
bei Nasenbluten:	*Bovista D6* oder *Ferrum metallicum D12* (3mal 5 Globuli tgl.)
bei Menstruationsblutungen:	*Bovista D6* (3mal 1 Tablette tgl.) und *Phosphorus D200* (eine Gabe monatlich), *Millefolium D4* (3mal 1 Tablette tgl.)
bei Verletzungen oder Überanstrengung:	*Bellis perennis D12*, *Arnica D4* und *Hamamelis D6*: je 10 ml zusammen in einer Tropfmischung, davon 3mal 10 Tropfen tgl.

Bronchitis

Bevor man eine medikamentöse Behandlung beginnt, sollte man auf bewährte Hausmittel zurückgreifen und zwar schon bei den ersten Anzeichen der Erkrankung. Geeignet sind:

Alkoholwickel (am besten Wodka wegen seines neutralen Geruchs), bei denen man einen Baumwollappen oder ein Taschentuch mit Alkohol tränkt, naß und kalt auf die Brust legt und mit einem Tuch oder Frotteehandtuch abdeckt. Der beste Zeitpunkt ist abends vor dem Schlafengehen.

Dampfinhalation. Zur Unterstützung der gereizten, trockenen Schleimhäute ist es günstig, die Luft im Zimmer feucht zu halten. Zu diesem Zweck stellt man auf eine Kochplatte einen Topf mit Wasser, dem man ein wenig Salz, Meersalz, Salbei oder Huflattichtee und ein paar Tropfen Fichtennadel-Extrakt beigibt. Es soll sich dabei möglichst viel Dampf entwickeln. Bitte seien Sie vorsichtig bei Kindern, damit sie sich nicht mit dem kochenden Wasser verbrennen. Behelfsmäßig können auch über den ganzen Raum verteilt nasse Tücher aufgehängt werden. Diese Dampfinhalation sollte mindestens 5 Stunden dauern. Zusätzlich können Sie Lindenblüten-, Salbei- oder Huflattichtee mit Honig trinken.

Ausleitung. Wenn man bei einer Bronchitis ohne Antibiotika nicht auskommen kann, sollte man während der Antibiotika-Therapie und mindestens 3 Tage danach zusätzlich Sulfur D4 (3mal 5 Globuli tgl.) zur Ausleitung geben.

Therapievorschläge:

akute Bronchitismittel: *Aconitum D6* (3mal 5 Globuli tgl.):
hohler Husten mit Fieber nach Aufenthalt im kalten Wind; Fieber ohne Schwitzen

Belladonna D6 (3mal 5 Globuli tgl.):
plötzlicher Beginn; hochroter Kopf, kalte Füße; Krampfhusten und Fieber mit Schwitzen

130

Bryonia D6 (3mal 5 Globuli tgl.):
schmerzhaft, hält sich die Brust beim Husten
und *Phosphorus D12* (2mal 5 Globuli tgl.):
viel Durst, trockene Schleimhäute. Im Wechsel geben (nur 1 Tag!). Diese Kombination ist
auch bei Lungenentzündung bewährt

Dulcamara D4 (3mal 5 Globuli tgl.):
Folge von Durchnässung, eiskalte Hände und
Füße

Verlagerung vom Hals
in die Bronchien:

Sticta pulmonaria D4 (3mal 5 Globuli tgl.):
trockener Reizhusten bis zur Erschöpfung,
schlimmer durch Einatmen und Flachliegen

bei zusätzlichen
Kreislaufproblemen:

Ammonium bromatum D4 (3mal 1 Tablette
tgl.): wenn nach Schnupfen Husten beginnt,
Kitzel ganz oben, nächtliche Verschlimmerung hält stundenlang an

Ammonium causticum D6 (3mal 1 Tablette
tgl.): nicht enden wollender Husten mit reichlichem Schleim; Neigung zu Kollaps, Blutungen, Rasseln auf der Brust; Atmung ist sehr
mühsam

Ammonium carbonicum D4 -Tabletten (3mal
1 Tablette tgl.): trockener Reizhusten und
Kehlkopfkatarrh; Neigung zu Kreislaufschwäche mit Atemnot und Herzklopfen bei geringster Anstrengung; Verschlimmerung bei
äußerer Wärme, zum Beispiel bei warmem
Raum oder schwülem Wetter

Ammonium iodatum D6 (3mal 1 Tablette
tgl.): bei festsitzendem Schleim, der kaum
herausgebracht werden kann

Ammonium muriaticum D6 (3mal 5 Globuli tgl.): Zunge weiß belegt; viel Auswurf; wechselnder Stockschnupfen; Hals rauh und wund, Neigung zu Fieber, Kreislaufschwäche

krampflösende
Hustenmittel:

Grindelia D4 (3mal 5 Globuli tgl.) und *Teucrium D12* (2mal 5 Globuli tgl.): im Wechsel (nur 1 Tag!) bei reichlichem, aber schwer löslichem Auswurf

Drosera D4 (3mal 5 Globuli tgl.): bei Bellhusten, schmerzhaft vor allem um Mitternacht

Lobelia inflata D4 (3mal 5 Globuli tgl.): bei Krampf und Spasmen im Magen mit heftigem Würgen; trockener Reizhusten mit Zusammenschnürung in der Brust, Verschlimmerung morgens; bei kurzem Einatmen und einer verlängerten Ausatmung

Cuprum arsenicosum D4 (3mal 1 Tablette tgl.): bei lang andauernden Hustenattacken; hier sind zusätzlich auch alle unter Krämpfe aufgeführten Mittel zu verwenden

Coccus cacti D6 (3mal 5 Globuli tgl.): bei Hustenanfällen mit Erbrechen, Gefühl eines Fadens im Hals und ununterbrochenem Husten

Corallium D6 (3mal 5 Globuli tgl.): bei Krampfhusten mit Erstickungszuständen; ununterbrochenen Hustenstöße, wie aus dem Maschinengewehr

chronische Bronchitis:

Antimonium tartaricum D4 (3mal 5 Globuli tgl.): bei Rasseln in der Luftröhre, Brechwürgen, schnellem Kräfteverfall, Herz- und Kreislaufschwäche; Schleim kann infolge Schwäche nicht ausgehustet werden; jede Erkältung geht sofort auf die Brust

Antimonium arsenicosum D12 (3mal 5 Globuli tgl.): bei Asthmaneigung und grobblasigem Rasseln, Herz- und Kreislaufschwäche, großer Unruhe

Kalium carbonicum D6 (3mal 1 Tablette tgl.): Schleimhäute trocken, stechender Schmerz; Atemnot und Erschöpfung bei geringster Anstrengung; Schweiß und Rückenschmerzen sind typisch

Kalium iodatum D4 (3mal 1 Tablette tgl.): hartnäckiger, festsitzender Husten, asthmaähnlich, schlimmer nachts; Drüsenschwellung

Kalium bichromicum D4 (3mal 5 Globuli tgl.): bei dickfadig ziehendem Auswurf; grünliche feste Schleimfetzen und Krusten werden ausgeschneuzt; Kopfschmerzen über der Nasenwurzel und über den Augen.

Cholesterinstörungen

Cholesterin ist ein wichtiger Baustein für biologisch aktive Stoffe wie Hormone oder Gallensäuren und greift in den Fettstoffwechsel ein. Gallensäuren und Cholesterin werden normalerweise im Dickdarmbereich von den dortigen Bakterien abgebaut. Herrscht jedoch eine Dysbiose vor und fehlen geeignete Bakterien (zum Beispiel nach Antibiotikagebrauch), wird eine große Menge von Cholesterin von der Darmwand resorbiert, und es kann zu einem erhöhten Cholesterinspiegel im Blut kommen.

Ein Teil des Cholesterins wird über die Haut ausgeschieden und bewirkt so die natürliche Selbstfettung der Haut. Ist dieser Prozeß gestört, trocknet die Haut langsam aus. Auch bei Hauterkrankungen fehlt den Zellen Cholesterin, da der ganze Cholesterin-Stoffwechsel gestört ist. Bei einem gestörten Cholesterin-Spiegel muß ein Therapeut den Darmbereich sanieren und gleichzeitig den Fettstoffwechsel regulieren.

Bei jeder Cholesterin-Regulierung sollte unbedingt auch darauf geachtet werden, daß der Calcium-Stoffwechsel stimmt.

Therapievorschläge:

bei erhöhten Cholesterinwerten:	*Cholesterinum D30, D200 oder D1000* (nach Beratung durch einen Homöopathen)
bei fehlendem Cholesterin:	*Cholesterinum D4 oder D6* (3mal tgl. 1 Tablette).

Drüsenschwellungen

In jedem Fall müssen Sie hier erst die Ursachen klären lassen. Lymphdrüsenschwellungen können zum Beispiel als Begleiterscheinung bei Kinderkrankheiten vorkommen; in diesem Fall verabreicht man die Nosode der entsprechenden Kinderkrankheit.

Therapievorschläge:

bei akuten Lymphdrüsenschwellungen infolge einer Infektion:	*Lachesis D12, Echinacea D5* und *Phytolacca D3*: zu gleichen Teilen in ein 30 ml Fläschchen mischen lassen. Von dieser Tropfmischung 3mal 20 Tropfen tgl. einnehmen
bei verhärteten Drüsen zusätzlich:	*Clematis D6* (3mal 5 Globuli tgl.), *Barium iodatum D6* (3mal 1 Tablette tgl.): bei geschwollenen, geröteten Mandeln
	Horvi C-33 (Präparat für chronische Drüsenschwellungen, 3mal 5 Tropfen tgl.).

Durchfall

Wichtig ist hier, die Ursache eines Durchfalls zu beachten. Infektionen mit Salmonellen, Amöben, Chlamydien, Yersinien oder anderen Parasiten bedürfen einer besonderen Behandlung. Die erste Regel bei Durchfall heißt Diät halten und viel Flüssigkeit zuführen, um den Flüssigkeitsverlust wieder auszugleichen. Schwarzer Tee, Reis und Karotten helfen, den Durchfall zu stoppen. Verboten sind gewürzte und scharfe Nahrungsmittel, Kaffee und Alkohol.

Therapievorschläge:

Hauptmittel:	*Arsenicum album D30* (3mal 5 Globuli tgl.): gleich zu Beginn des Durchfalls kann man die Gabe halbstündlich 3mal wiederholen, selbst wenn es schon bis zum Erbrechen von Galle, Blut oder Schleim gekommen ist. Bewährt auch bei Fleischvergiftungen
zusätzlich:	*Carbo vegetabilis LM 6* (3mal 5 Globuli tgl.): bei Durchfall, der nicht aufhört mit Kollapsneigung, Kreislaufschwäche und Kältegefühl
	Podophyllum D6 (3mal 5 Globuli tgl.): bei wässrigem grünem Stuhl, der direkt herausgespritzt kommt; mit viel Blähungen und Magenkoliken; der Magen ist gegen Berührung und Kleiderdruck äußerst empfindlich; Beschwerden bessern sich durch Zusammenkrümmen
	Aloe D6 (3mal 5 Globuli tgl.): bei Blähungen und Schleimabgang
Urlaubsdurchfälle:	*Uzara D4* (3mal 1 Tablette tgl.)
zur Leberentgiftung:	*Chelidonium D3* (3mal 5 Globuli tgl.): begleitend über mindestens 3 Wochen.

Eisenmangel

Bei Eisenmangel kann der Körper weniger rote Blutkörperchen bilden, da Eisen für die Herstellung des roten Blutfarbstoffs gebraucht wird. Die zentrale Aufgabe dieses Metalls als Bestandteil der roten Blutkörperchen ist der Transport von Sauerstoff zu allen Zellen des Körpers.

Ausreichende Mengen an Eisen sind deshalb für eine gute Durchblutung und die notwendige Versorgung mit Sauerstoff lebenswichtig. Eisenmangel macht sich deshalb durch auffällige Blässe bemerkbar. Vor allem Müdigkeit, Wachstumsstörungen bei Kindern, brüchige Nägel, gerötete Mundwinkel, glanzloses Kopfhaar und trockene Haut können die Folgen der daraus entstehenden Mangeldurchblutung sein. Auch die Schleimhäute werden angegriffen, was sich in Jucken, Brennen und Blutungen äußert. Neben anderen Ursachen können Störungen des Magen-Darm-Trakts zu einer schlechten Ausnutzung des Eisens in der Nahrung und damit zu Eisenmangel führen.

Therapievorschläge:

Hauptmittel: *Ferrum phosphoricum D4* oder *Ferrum metallicum D6* (3mal 1 Tablette tgl.)

zusätzlich: *Folsäure* (1mal 1 Tablette tgl.) und *Vitamin B$_{12}$*, entweder in Brechfläschchen oder als Vitasprint (trinkbares *Vitamin B$_{12}$*), oder noch wirksamer als intramuskuläre Injektion (1mal 1 Ampulle wöchentlich) sowie eine Gabe *Cuprum D6-Tabletten* (1mal 1 Tablette tgl.): Diese Mittel verbessern die Verwertung des Eisens aus der Nahrung, denn Eisen wird nur dann resorbiert, wenn genügend Vitamin B$_{12}$, und Spuren von Kupfer vorhanden sind.

Eiterungen

Eiter besteht aus abgestorbenen weißen Blutkörperchen, die vom Körper zu einem Infektionsherd geschickt wurden, um dort die Auslöser der Infektion zu vernichten. Eiter ist das Produkt dieses Kampfes zwischen Eindringlingen und weißen Blutkörperchen. Zur Aktivierung oder Heilung während der Behandlung sind Quark- oder Heilerdewickel geeignet.

<u>Therapievorschläge:</u>

Hauptmittel:	*Myristica sebifera D6* (3mal 1 Tablette tgl.), am ersten Tag jede Viertelstunde 1 Tablette): das "homöopathische Messer", beschleunigt jede Eiterung und bringt sie zum Ausbruch, d.h. der Eiter rinnt ab
zusätzlich:	*Lachesis D12, Pyrogenium D15* und *Echinacea D5*: das homöopathische "Antibiotikum", als Tropfmischung (3mal 10 Tropfen tgl.) oder auch als Globuli einzeln zusammengemischt (jeweils 3mal 5 Globuli tgl.); während der ganzen Dauer der Infektion einzunehmen
bei Neigung zu Geschwüren:	*Mercurius solubilis LM 6* (2mal 10 Globuli tgl.): auch bei Zahnwurzelschmerz oder üblem Mundgeruch, lästigem Schweiß und Frostschauer
bei Mandelentzündung:	*Hepar sulfuris D6* im Wechsel (nur 1 Tag!) mit *Belladonna D6* (jeweils 3mal 1 Tablette tgl.)
Eiter ist verkapselt:	*Hepar sulfuris D6* (3mal 1 Tablette tgl.): auch bei einer fortgeschrittenen Entzündung
chronische Eiterungen:	*Silicea D6* (3mal 1 Tablette tgl.): wenn der Prozeß zu stocken beginnt
	Hepar sulfuris D6, Myristica D6 und *Silicea D6*: als Tropfmischung (3mal 10 Tropfen tgl.).

Ekzeme

Die Bereitschaft zu Ekzemen, wie auch zu anderen Allergien, hängt meist mit einem falschen pH-Wert im Verdauungstrakt zusammen. Zusätzlich können auch Schwermetallbelastungen eine Rolle spielen. Bei Ekzemen kann man die gleichen Mittel verwenden wie bei Allergien, doch gilt es auch hier, die genaue Ursache zu finden.

Ekzem in der Handfläche:	*Sulfur D4* (3mal 5 Globuli tgl.), 4 Wochen danach *Hepar sulfuris D6* (3mal 5 Globuli tgl.): eine anfängliche Verschlimmerung kann auftreten und ist kein Anlaß zur Beunruhigung
Ekzem mit Bläschen:	*Sepia D6* oder *Graphites D6* oder *Rhus toxicodendron D6* (3mal 5 Globuli tgl.): je nach Konstitution, die ein Therapeut herausfinden muß.

Entzündungen

Die erste Reaktion des Körpers auf unerwünschte Bakterien, Viren oder Allergene ist eine Entzündung. Sie äußert sich in Schwellungen, Rötungen und Schmerzen. Bei der Erforschung der Ursachen steht man meistens unter Zeitdruck, da man die Entzündung selbst schnell mit einer geeigneten Therapie unter Kontrolle bringen muß. Kalte Umschläge mit Wasser oder Alkohol, eventuell auch mit Arnica-Urtinktur sind am Anfang eines Entzündungsstadiums immer hilfreich. Ist die Entzündung weiter fortgeschritten, hilft manchmal Wärme, doch sind dann meistens schon eitrige Prozesse mitbeteiligt.

Therapievorschläge:

Hauptmittel:	*Echinacea D5* (3mal 5 Globuli tgl.) oder *Echinacintropfen* (3mal 50 Tropfen tgl.): sie erhöhen die Körperimmunität und fördern die Phagozytose, d.h. das Vernichten des Eindringlings durch weiße Blutkörperchen
zusätzlich:	*Apis D4* (3mal 5 Globuli tgl.): Schwellung rot
	Lachesis D12 (3mal 5 Globuli tgl.): Schwellung rot bis blau gefärbt
	Arnica D4 (3mal 5 Globuli tgl.): Entzündung nach Verletzung.

Epilepsie

Bei der Epilepsie handelt es sich um eine Stoffwechselstörung, deren Ursache schon im vorgeburtlichen Bereich, in Sauerstoffmangel während der Geburt, in Impfungen oder Erbkrankheiten liegen kann. Zur Behandlung ist deshalb eine Regulierung des Stoffwechsels dringend anzuraten, die aber nur von einem Therapeuten ausgeführt werden kann.

Eine Selbstbehandlung kann nur die Linderung von Epilepsiekrämpfen betreffen, dabei sollte man vor allem homöopathische Krampfmittel verwenden. Bei jedem epileptischen Anfall ist unbedingt auch auf den Blutdruck zu achten: bei schnell absinkendem Blutdruck (Ohnmacht) kann die Blutdruckmischung Arnica D30 und Veratrum D4 (1:1 gemischt, sofort 20 Tropfen geben) sehr erfolgreich sein.

Therapievorschläge:

die Hauptmittel:	*Cuprum metallicum* (3mal 1 Tablette tgl.): in allen Potenzen ab D6 bis zur Hochpotenz, nur unter Aufsicht durch einen Homöopathen zu verabreichen
	Zincum cyanatum D10 oder *Zincum metallicum D6* oder *Zincum oxidatum D6* (3mal 1 Tablette tgl): diese Mittel berücksichtigen vor allem die Krampfsituation und stellen eine Stärkung der Bauchspeicheldrüse sowie des Stoffwechsels dar . Vom Therapeuten auszuwählen!
das große Epilepsie-mittel:	*Natrium fluoratum D30* (1mal pro Woche): nur nach Rücksprache mit einem Homöopathen
vor dem Anfall:	*Argentum nitricum D12* (2mal 5 Globuli tgl.): bei Pupillenerweiterung schon Tage und Stunden vorher, bei Schwindel, Blähungen, Zittern, Schwäche, Krämpfen nach Schreck und zur Regelzeit.

	Diese Symptome können nach den homöopathischen Regeln auch von Amalgamplomben herrühren
plötzliche Krämpfe mit Bewußtlosigkeit:	*Belladonna C30* (1mal 5 Globuli wöchentlich)
Verschlimmerung durch Berührung:	*Strychninum nitricum* oder *Strychninum phosphoricum D12* (1mal 5 Globuli tgl.): auch bei Verschlimmerung durch jeden Sinnesreiz
blutiger Schaum aus dem Mund:	*Acidum hydrocyanicum D12* (1mal 5 Globuli tgl.).

Erkältungen

Von einer Erkältung wird man meist nur dann heimgesucht, wenn man erschöpft und überarbeitet ist und sich in keinem guten psychischen Zustand befindet. Mit einem ausgeglichenen Stoffwechsel ist man vor Erkältungskrankheiten geschützt.

Bei beginnender Erkältung mit Halsschmerzen machen Sie sich zuerst einen kalten und nassen Alkoholwickel (oder noch besser Wodkawickel) um den Hals und hüllen ein Tuch darüber. Zur innerlichen Behandlung können Sie Tee trinken (Lindenblüten oder Salbei mit Honig). Wenn die Mandeln sehr gerötet und mit weißen Eitertupfen gesprenkelt sind, sollten Sie mit einer Salzlösung gurgeln.

In ernsten Fällen suchen Sie besser einen Therapeuten auf, um den Einsatz der Nosode Clamydien oder die Nosoden anderer, an Eiterprozessen beteiligter Bakterien zu testen.

Therapievorschläge:

bei eiterigen Mandeln:	*Belladonna D6* und *Hepar sulfuris D6* (abwechselnd jede halbe Stunde 5 Globuli nehmen): bei beginnenden Halsschmerzen und geschwollenen Drüsen. Vom nächsten Tag an 3mal 5 Globuli von jedem Mittel

Gelsemium D4 (3mal 5 Globuli tgl.): bei Katarrh mit Frostschauern über den Rücken, rotem Gesicht

bei Nasenneben-
höhlenerkrankung:

Cinnabaris D12 (2mal 5 Globuli tgl.):
bei Druck über Nase und Augen; Schleim, der in den Rachen hinunter läuft

Hepar sulfuris D4 (3mal 1 Tablette tgl.):
bei Eiter

bei Grippe mit Husten:

Corallium rubrum D6 (3mal 5 Globuli tgl.):
ununterbrochenes Husten, Stöße wie bei einem Maschinengewehr; Reizhusten durch Schleimstraße im Rachen

Hauptschleim-
hautmittel:

Hydrastis D3 mit *Kalium bichromicum D4*
(3mal 1 Tablette tgl. von jedem)

bei Fieber ohne Durst:

Apis D4 (3mal 5 Globuli tgl.): wenn Brennen, Stechen, Röte und Schwellung vorherrschen; bei großer Unruhe und Kopfschmerzen; Besserung durch Kälte und frische Luft.

Fieber

Fieberbläschen (-> Herpes simplex)

Fieber ist ein wertvoller Schutzmechanismus des Körpers, bei dem Viren, Bakterien und Stoffwechselschlacken "verbrannt" werden. Außerdem fesselt es die Erkrankten ans Bett und erzwingt so eine Ruhepause, in der sich der Körper ganz auf die Überwindung der Störung konzentrieren kann. Es ist deshalb nicht unbedingt ratsam, sofort fiebersenkende Maßnahmen einzuleiten. Mindestens 3 bis 5 Tage lang sollte man fiebern, am besten unter Aufsicht eines Arztes.

Fieber über 40 Grad Celsius deutet auf eine Viruserkrankung, bei Fieber um 38 Grad Celsius handelt es sich meist um eine bakterielle Infektion. Für den Organismus sind sogenannte Subfebrilien, also erhöhte Temperatur von 37 bis 37,5 Grad Celsius am schlimmsten. Sie treten meist nach einer mit Antibiotika unterdrückten, fiebrigen Erkrankung auf. Wurde zum Beispiel eine Kinderkrankheit vor Ausbruch des Hautausschlags unterdrückt, so verlagert sich durch die antibiotische Behandlung die ganze Krankheit nach innen. Die dabei auftretenden Temperaturerhöhungen deuten darauf hin, daß der Körper nun nicht mehr in der Lage ist, sich gegen die Erkrankung zu wehren.

Natürlich sollte man die Ursache des Fiebers geklärt haben, bevor man eine Behandlung beginnt, doch ist dies manchmal, vor allem am Beginn der Erkrankung, nicht gleich möglich. Bei Kindern können sich beispielsweise Wachstumsschübe oder durchbrechende Zähne, bei Erwachsenen Reaktionen auf Stoffwechselgifte dahinter verbergen.

Als erste Maßnahmen bewähren sich immer wieder alte Hausmittel wie Wadenwickel mit Essig, lauwarme Abwaschungen und reichliches Trinken, was die Ausleitung von Giftstoffen fördert. Fiebersenkend wirken auch Alkohol- oder Essigumschläge auf Händen und Füßen sowie das Einwickeln des ganzen Körpers in ein lauwarmes, nasses Tuch mit darübergelegter Decke. Auch ein Einlauf ist bei Fieber hilfreich.

Eine weitere Fiebersenkung erreicht man dann mit homöopathischen Mitteln oder den Fieberzäpfchen der Firma Cosmochema, die sich im akuten Fall gut bewährt haben. Auch beginnende Kinderkrankheiten sollte man grundsätzlich nur homöopathisch begleiten und das Fieber so lange nicht unterdrücken, bis es zum totalen Ausbruch der Erkrankung (Hautausschlag) gekommen ist. Frühestens dann kann man die Krankheit notfalls mit normalen Antibiotika behandeln. Jede fiebrige Infektion läßt sich jedoch auch mit dem sogenannten homöopathischen Antibiotikum (Lachesis D12, Pyrogenium D15 und Echinacea D5) behandeln.

Therapievorschläge:

plötzliches Fieber   *Aconitum D6* (3mal 1 Tablette tgl.):
ohne Schweiß: bei Fieber ohne Schwitzen

                      Aconitum D30 (bei Beginn jeder Erkrankung
                      3mal hintereinander in halbstündlichen Abständen 1 Tablette): Erkrankung nach Aufent-

142

	halt in kaltem Wind; bei Angst und Unruhe; die Pupillen sind klein; kein Schweiß !
plötzliches Fieber mit Schweiß :	*Belladonna D6* (3mal 5 Globuli tgl.): mit Frösteln, aber schon nach kurzer Zeit Röte und Hitze des ganzen Körpers; Haut heiß und feucht; Pupillen weit; Neigung zu Krämpfen. Bei Belladonna-Fieber schwitzt man immer!
nach Einbruch von warmen Wetter:	*Gelsemium D4* (3mal 5 Globuli tgl.): Beginn mit Frieren, dann auffallende Schläfrigkeit, dunkelrotes Gesicht, Kopf- oder Augenschmerzen
Zerschlagenheits-gefühl in Gliedern und Knochen:	*Eupatorium perfoliatum D4* (3mal 5 Globuli tgl.): grippeartige Symptome, trockener Grippehusten, evtl. Harndrang
	Rhus toxicodendron D6 (3mal 5 Globuli tgl.): Fieber beginnt nachts im Bett mit Unruhe, Kopf- und Gliederschmerz und viel Durst
bei Erbrechen und Durchfall:	*Ferrum phosphoricum D12* (2mal 5 Globuli tgl.): Wechsel zwischen blassem und rotem Gesicht; Pochen im Kopf.

Gallenblasenleiden

Eine gestörte Funktion der Galle kann sich an verschiedenen Stellen entlang des Gallenmeridians auswirken. So können zum Beispiel seitliche Kopfschmerzen oder seitliche Schmerzen am Fuß durchaus die Folgen einer gestörten oder überforderten Galle sein. Ein Therapeut sollte bei solchen Beschwerden unbedingt auf die Galle achten. Bei einer offensichtlichen Gallenblasenentzündung, vor allem bei chronischem Verlauf, empfehlen sich entzündungshemmende Mittel. Treten die Beschwerden erstmalig auf, sollten Sie die Ursachen von einem Therapeuten klären lassen.

<u>Therapievorschläge:</u>

Schmerz unter dem   *Chelidonium D3* (3mal 5 Globuli tgl.):
rechten Schulterblatt: wirkt entspannend

Störung nervlich   *Petasitis officinalis D2* (3mal 1 Tablette tgl.)
bedingt:

nach Fettgenuß: *Pulsatilla D4* (3mal 5 Globuli tgl.)

nach Alkohol-   *Nux vomica D30* (1mal 5 Globuli, 1 Gabe)
mißbrauch:

Schmerz in der   *Taraxacum D3* (3mal 5 Globuli tgl.): de-
Lebergegend: pressive, reizbare Stimmung; Widerwillen
gegen Fett mit Übelkeit

Schleimhautmittel: *Hydrastis D6* (3mal 5 Globuli tgl.):
wundes Gefühl im Magen; bitterer Geschmack

Die obenstehenden Mittel müssen mindestens 2 Monate lang eingenommen werden (3mal 5 Globuli tgl. beziehungsweise 3mal 1 Tablette
tgl.).

bei akuten Fällen: *Mercurius dulcis D6* (3mal 5 Globuli tgl.):
bei schlechtem Mundgeruch, Speichelfluß,
viel Nachtschweiß , Blähungen

bei Gallenkolik: *Aranea aricularis D6* und *Atropinum sulfuricum*
D4 (jede Viertelstunde im Wechsel 3 Globuli,
höchstens 1 Tag lang):
wirkt krampflösend auf die Gallengänge

ausstrahlende   *Berberis vulgaris D3* (3mal 5 Globuli tgl.):
Schmerzen: Ausstrahlung nach allen Seiten

stechende Schmerzen: *Bryonia D6* (3mal 5 Globuli tgl.): Besserung
durch Druck; Bewegung verschlechtert das
Befinden

144

| schneidende, schieß- | *Colocynthis D6* (3mal 5 Globuli tgl.): |
| ende Schmerzen: | Zusammenkrümmen und Ruhe bessern. |

Geburt

Schon vor einer Geburt sollte während der Schwangerschaft vorsorglich die eugenische Kur durchgeführt werden. Sie bietet die Möglichkeit, Erbgifte schon im pränatalen Zustand des Kindes auszuschalten oder zu mindern. Auf diese Weise behandelte Kinder sind nach der Geburt wesentlich ruhiger und ausgeglichener, entwickeln sich schnell und kräftig und sind gegenüber Infektionskrankheiten nicht so anfällig.

Therapievorschläge:

| Erleichterung | *Caulophyllum D6* (2mal 5 Globuli tgl.): |
| der Geburt: | 1 Monat vor dem Geburtstermin beginnen |

Nach Eintreffen in der	*Arnica D200* und *Cuprum D30* (1mal 5
Entbindungsstation:	Globuli, jeweils 1 Gabe): zur Stabilisierung
	und für einen leichten Verlauf der Geburt

Vermeidung von	*Arnica D12* (1mal 5 Globuli tgl.): kann zusätz-
Blutungen:	lich zu allen anderen Mitteln gegeben werden;
	wirkt auf die Gefäße.

Gedächtnisschwäche

Gedächtnisschwäche kommt nicht nur bei älteren Menschen vor. Häufig findet man sie, zusammen mit Konzentrationsstörungen, auch bei hyper- und hypoaktiven Kindern. Die Überforderung mit Reizen aller Art mag in unserer heutigen Zeit ein Grund dafür sein. Auch Stoffwechselstörungen, die durch geopathische Störungen, Amalgam-Belastung, falsche Ernährung oder Medikamentenmißbrauch hervorgerufen sein können, spielen dabei eine Rolle. Die Störungen müssen zuerst von einem erfahrenen Homöopathen gefunden und reguliert werden, bevor man später auf kleinere Hilfen in den Therapievorschlägen zurückgreifen kann.

<u>Therapievorschläge:</u>

das erste Mittel:

Gerum oral retard (3mal 5 Tropfen tgl.): Fertigpräparat, das die Sauerstoffaufnahme begünstigt

bei Prüfungsangst:

Argentum nitricum D12 (1mal 5 Globuli tgl.): Angst mit Magenschmerzen und unwiderstehlichem Verlangen nach Süßigkeiten; schwitzige Hände. Diese Symptome können auch von Amalgam-Plomben hervorgerufen werden

bei zusätzlichem Durchfall:

Gelsemium D4 (1mal 5 Globuli tgl.): zum Beispiel bei Klassenarbeiten oder Aufregungen

bei zusätzlichen Kopfschmerzen:

Calcium phosphoricum D4 (1mal 5 Globuli tgl.): bei nervösen Kindern mit Angst vor Schulversagen, Kopfschmerzen nach der Schule

bei zusätzlicher Muskelschwäche:

Kalium phosphoricum D12 (1mal 5 Globuli tgl.): Herzklopfen und Atemnot schon bei geringer Anstrengung, Treppensteigen

große Ermüdbarkeit bei geistiger Arbeit:

Selenium D6 (2mal 1 Tablette tgl.): bei Tagesschläfrigkeit und oberflächlichem Nachtschlaf

bei Menschenscheu und Depression:

Ambra D3 (3mal 5 Globuli tgl.): auch bei Herzklopfen in Gegenwart anderer, grüblerischen Gedanken, Bauchgurgeln

bei langsamen, scheuen Kindern

Barium carbonicum LM 18 (2mal 10 Globuli wöchentlich): Kinder mit Entwicklungsverzögerungen und bei Nägelkauen.

Gelenkrheumatismus

Rheuma, inzwischen eine Volkskrankheit, ist eine Stoffwechselstörung, bei der sich Harnsäure in den Gelenken ablagert. Bei einem Überschuß an Harnsäure kann es zu einem Gichtanfall kommen. Dabei rötet sich die Stelle am Gelenk, sie schwillt an und stechende Schmerzen treten auf.

Die Schwäche des Körpers, mit diesen anfallenden Stoffwechselprodukten umzugehen, ist zu einem großen Teil konstitutionell bedingt. Man sollte deshalb bei Rheuma eine Behandlung mit Erbnosoden und Konstitutionsmitteln sowie unbedingt auch eine Stoffwechselregulierung durch einen Therapeuten vornehmen lassen. Mit dieser Kombination kann man, besonders beim kindlichen Rheumatismus, große Erfolge erzielen.

Auch Diätmaßnahmen sind bei dieser Erkrankung erforderlich: Vor allem sollte man auf Alkohol und Fleisch verzichten, denn beim Abbau von tierischem Eiweiß kommt es zur Übersäuerung: Es bilden sich Säuren, die als Kristalle an den Gelenken abgelagert werden und bei Wetterwechsel und Bewegung Schmerzen verursachen.

Therapievorschläge:

bei akutem Anfall: *Lithium carbonicum D3, Berberis D3, Acidum benzoicum D3* (Tropfmischung zu gleichen Teilen in ein 30 ml Fläschchen, davon 3mal 10 Tropfen tgl.): im akuten Anfall

Tropfmischung wie oben, aber *Acidum benzoicum* ersetzt durch *Acidum salicylicum D3*: bei brennendem Schmerz; Vorbeugung vor Thrombose

Acidum uricum D6 (1mal 1 Ampulle tgl.), mindestens über 2 Wochen oder während des akuten Anfalls, danach *Acidum uricum D30* (1mal 1 Ampulle wöchentlich) über 6 Wochen und nachher *Acidum Uricum D200* (1mal 1 Ampulle monatlich) zur Vorbeugung: dient dem langfristigen Harnsäureabbau

bei Schmerzen infolge Durchnässung:	*Dulcamara D4* (3mal 5 Globuli tgl.)
bei stechenden Schmerzen:	*Bryonia D6* (3mal 5 Globuli tgl.): auch wenn jede Bewegung verschlimmert
Verschlimmerung durch Nässe und Kälte:	*Rhus toxicodendron D6* (3mal 5 Globuli tgl.): große Unruhe; Anlaufschmerz, Gelenke laufen sich langsam ein, Bewegung bessert
Schmerzen bei Wetterwechsel:	*Rhododendron D6* (3mal 5 Globuli tgl.): in der Ruhe schlimmer, sofortige Besserung bei Bewegung; Verschlechterung besonders bei Warmfrontenwetter
Verbesserung durch Kälteanwendungen:	*Ledum D12* (3mal 5 Globuli tgl.): Gelenke sind nicht heiß; Schmerzen besser durch Kälte bzw. kalte Güsse
bei üblem Schweißgeruch:	*Guajacum D6* (3mal 1 Tablette tgl.): Schmerzen, als ob die Glieder zu kurz wären
bei abwechselnd heißen und kalten Gelenken:	*Colchicum D6* (3mal 1 Tablette tgl.): große Schwäche, Kollapsneigung, Durchfälle oder heftige Magenschmerzen, schon der Geruch von Speisen macht übel. Gelenkschmerzen wandernd, große Berührungsempfindlichkeit, Verschlimmerung durch körperliche und geistige Anstrengung.

Gerstenkörner

Als Gerstenkörner bezeichnet man Verdickungen am Augenlid, die auftreten, wenn die Talgdrüse einer Wimper verstopft und mit Bakterien infiziert ist. Die daraus entstehende Entzündung ist gleichzeitig ein Hinweis auf einen Mangel an Vitamin B_6.

das schnelle Mittel: *Staphisagria D30* (1mal 5 Globuli tgl.)

Für Gerstenkörner kann man auch die üblichen Entzündungs- und Augenerkrankungsmittel verwenden.

Grippe

Grippe ist eine virale Erkrankung, die der Organismus - wenn nicht gerade eine Immunschwäche vorliegt - mit hohem Fieber um 40 Grad bekämpft. Es ist bekannt, daß Antibiotika gegen Grippe- und andere Viren nicht wirksam sind; sie werden meist zur Vorbeugung gegen eventuell anschließende Komplikationen verabreicht. Grippe, wie auch andere Viruserkrankungen bekommt man meistens, wenn der Organismus geschwächt ist durch Streß, schlechte Ernährung, falsche Eßgewohnheiten, eine Stoffwechselstörung usw. So ist auch zu verstehen, daß manche Leute grippeanfälliger sind als andere.

Bei einer Behandlung muß der Organismus in seiner Abwehrkraft gestärkt werden. Zu diesem Zweck nimmt man am besten Echinacea (Urtinktur oder D2) oder Echinacin-Fertigpräparate stündlich ein. Damit ist der Körper in der Lage, die Viren aus eigener Kraft zu überwinden. Man kann die allgemeinen Abwehrkräfte eventuell auch mit Thymus-Dragees stimulieren. Zusätzlich empfiehlt sich die Anwendung einer Grippe-Nosode, um die Stoffwechselgifte des Virus zu binden. Sie können sodann mit Vincetoxicum zur Ausleitung gebracht werden. Wichtig ist, daß man bei Grippe mindestens 3 Tage im Bett liegen bleibt und seine Ruhe hat. Bei hohem Fieber sollte man die Fiebermittel anwenden.

Therapievorschläge:

für alle viralen   *Vincetoxinum D4* (3mal 5 Globuli tgl.)
Erkrankungen:

bei Zerschlagenheits-   *Eupatorium D4* (3mal 5 Globuli tgl.).
gefühl:

Haarausfall

Haarausfall tritt meistens als Folge einer Leberbelastung auf, die durch Umweltgifte, Schwermetalle, Medikamentenmißbrauch oder auch durch eine hormonelle Behandlung verursacht worden sein kann. Vor allem bei Männern spielen auch erbliche Faktoren eine Rolle. Haarausfall ist ein so vielschichtiges Problem, daß es die Klärung durch einen Therapeuten erforderlich macht. Neben einer intensiven Leberbehandlung sollte man auch auf die Darmbakterien achten. Ist nämlich der Darm stark belastet, können die von der Darmwand resorbierten Gifte die Leber zusätzlich beeinträchtigen. Eine entsprechende Darmsanierung ist dann erforderlich.

Therapievorschläge:

Hauptmittel:	*Thallium aceticum D12* (2mal 5 Globuli tgl. über 3 Wochen) und dazu *Silicea D6* (3mal 1 Tablette tgl.).

Hämorrhoiden

Bei Hämorrhoiden kann es sich um eine allgemeine Bindegewebs- oder eine Gefäßschwäche handeln, die möglicherweise zusätzlich von einem Blutstau in der Leber begleitet wird. Deswegen empfiehlt es sich, feuchtwarme Leberwickel zu machen, die besonders bei Verstopfung eine entstauende und ausleitende Wirkung haben und für einen leichten Stuhlgang sorgen. Nach einer Testung kann man auch die Nosode »Hämorrhoiden« verabreichen, wobei die entsprechende Potenz vom Therapeuten festgelegt werden muß.

Therapievorschläge:

Gefäßmittel:	*Calcium fluoratum D6* (3mal 1 Tablette tgl.), *Aesculus D4* (3mal 1 Tablette tgl.) und *Hamamelis D2* (3mal 1 Tablette tgl.)
bei Schließmuskelschwäche:	*Aloe D6* (3mal 5 Globuli tgl.): auch bei Darmatonie (Erschlaffung infolge fehlender Gewebsspannung); Besserung durch kalte Wickel

150

gegen Hämorrhoiden:	*Paeonia D3* (3mal 5 Globuli tgl.) und *Paeoniasalbe*
bei Neigung zur Verstopfung:	*Nux vomica D12* (1mal 5 Globuli tgl.): häufiger aber erfolgloser Stuhldrang; Nervenüberreizung
bei Gefühl, auf Glasscherben zu sitzen:	*Ratanhia D6* (3mal 1 Tablette tgl.)
in der Schwangerschaft:	*Collinsonia canadensis D4* (2mal 1 Tablette tgl.): auch bei Verstopfung, Verstopfung abwechselnd mit Durchfällen, Krämpfen und Blähungen
bei Neigung zu Durchfällen:	*Antimonium crudum D6* (3mal 1 Tablette tgl.): bei Abgang von Schleim und unverdaulicher Nahrung, bei Magenbeschwerden, Widerwillen gegen alle Speisen; bei Einrissen an Haut und Schleimhautübergängen (After), die jucken; bei dünnem Stuhl mit harten Knollen
gußartige Stühle wechseln mit Verstopfung:	*Podophyllum D6* (1mal 5 Globuli tgl.): Magen gegen Berührung und Kleiderdruck sehr empfindlich; Hämorrhoiden geschwollen; Neigung zum Mastdarmvorfall
zusätzlich bei Stoffwechselbelastung:	*Sulfur D4* (3mal 5 Globuli tgl.): Verschlimmerung durch Stehen und in Bettwärme; starke Rötung aller Körperöffnungen. Sulfur kann zu allen anderen Mitteln gegeben werden
bei Leberleiden:	*Carduus marianus D2* (3mal 5 Globuli tgl.): zur Regulation der Verhältnisse in der Leber unbedingt über 3 Monate einnehmen
Unverträglichkeit von Zwiebel und Knoblauch:	*Lycopodium D6* (3mal 5 Globuli tgl.)
druckempfindlich in der Taille:	*Magnesium muriaticum D4* (3mal 5 Globuli tgl.).

Herpes simplex (Fieberbläschen)

Bei Fieberbläschen handelt es sich um eine virale Erkrankung. Dieses Virus wird immer dann aktiv, wenn eine Abwehrschwäche durch eine Infektion (Grippe), durch extreme Sonneneinstrahlung oder durch nervöse Erschöpfung eintritt. Herpes simplex erscheint meistens an Lippe oder Nase. Das Virus von Herpes zoster (Gürtelrose) breitet sich auf einem ganz bestimmten Nervenstrang aus und verursacht Hauterscheinungen häufig im Bereich der Taille, im untypischen Fall an verschiedenen Stellen von Rücken und Brust. Herpes progenitalis tritt an den Genitalien auf. Bei Herpes muß man die gleichen Regeln wie bei allen viralen Erkrankungen einhalten.

Therapievorschläge:

bei den ersten Anzeichen:
Natrium muriaticum C30 (1mal 5 Globuli, 1 Gabe); *Herpes simplex Injeel Nosode* (1mal 1 Ampulle tgl.): drei Tage hintereinander

zur Ausleitung von Viren:
Vincetoxinum D4 (3mal 5 Globuli tgl.)

bei Neigung zur Krustenbildung:
Mezereum D4 (3mal 5 Globuli tgl.): geschwollen, rot und stark juckend

bei brennendem Schmerz:
Apis D4 (3mal 5 Globuli tgl.): Stechen, Rötung, Schwellung und Hitze; äußerlich zusätzlich *Horvitrigon-Salbe*

Herzbeschwerden

Bei Herzbeschwerden müssen immer von einem Therapeuten die Ursachen geklärt werden. Denkbar sind Gefäßbelastungen, Infektionskrankheiten, Zahnherde, Lungenbeschwerden (zum Beispiel Asthma) oder auch Kinderkrankheiten wie Scharlach, Diphterie und Masern, die mit entsprechenden Nosoden ausgeleitet werden müssen. Auch auf Schilddrüsen-Erkrankungen sollte untersucht werden.

<u>Therapievorschläge:</u>

Unterstützung des Herzmuskels:	*Crataegus Urtinktur* (3mal 5 Tropfen tgl.): über eine lange Zeit genommen; Hauptmittel zur Stärkung und zur Sauerstoffaufnahme
bei nervösen Herzbeschwerden:	*Kalium phosphoricum D6* (3mal 5 Globuli tgl.)
vor Prüfungen oder Auftritten:	*Strophantus D12* (5 Globuli, 1 Gabe): zum besseren Reden, stärkt das Herz
bei Überdosierung von Digitalis-Präparaten:	*Digitalis D30* (1mal 5 Globuli wöchentlich): auch bei medizinischem Digitalis-Mißbrauch oder zu niedrigem pH-Wert zur Stabilisierung
bei hohem Blutdruck:	*Arnica D4* (3mal 5 Globuli tgl.)
bei roten Adern, Blutandrang im Kopf:	*Luesinum-Nosode*, Potenz und Dosierung vom Therapeuten bestimmen lassen
bei stechenden Herzschmerzen:	*Cactus D30* (1mal 5 Globuli bei Bedarf): auch bei Atembeengung
	Spigelia D6 (3mal 5 Globuli tgl.)
bei Lungenerkrankungen:	*Laurocerasus D4* (3mal 5 Tropfen tgl.): bei langsamem Puls, Stauungen im Kopf und trockenem quälendem Husten, vor allem bei Asthma. Dieses Mittel stärkt die rechte Herzhälfte, die bei Lungenerkrankungen besonders angestrengt ist
nach Infektionskrankheiten oder bei Rheuma:	*Kalmia D4* (3mal 5 Globuli tgl.): sehr wetterabhängig; Taubheitsgefühle oder einschießende Schmerzen im Arm
bei blauen Lippen:	*Glonoinum D4* (3mal 5 Globuli tgl.): bei Herzbeschwerden mit Angst; Blutandrang im Kopf mit pulsierenden Kopfschmerzen

bei Erstickungsangst:	*Latrodectus mactans D12* (2mal 5 Globuli tgl.): bei heftigen Herzschmerzen, in den linken Arm ausstrahlend; bei Blutdruckanstieg
bei Kollapsneigung:	*Naja D12* (2mal 5 Globuli tgl.): bei Herzschwäche mit Schmerzen, in den linken Arm ausstrahlend; Herzklopfen, das sichtbar und hörbar ist; kalte Hände und Füße; Kopfschmerzen links und bei Diphterie.

Heuschnupfen

Bei Heuschnupfen liegt meistens eine erbliche Belastung sowie eine Allergieneigung vor. Die Blütenpollen sind nur der Auslöser für die Erkrankung. Deshalb ist auch hier mit einer Stoffwechselregulierung zu beginnen, deren prinzipielle Regeln unter "Allergie" beschrieben sind. Erleichterung bringt im akuten Fall eine Akupunktur, Elektroakupunktur oder Akupressur beidseitig links und rechts an den Punkten »Dickdarm 4« (liegt im Winkel der Daumen- und Zeigefingerwurzel) und dem Allergiepunkt am Ohr (höchster Punkt an der Ohrmuschel). Die Behandlung sollte möglichst in einer anfallfreien Zeit und mit einer Hochpotenz von Natrium muriaticum beginnen. Die Höhe der Potenz muß mit dem Therapeuten abgeklärt werden.

Therapievorschläge:

vorbeugend:	*Pollen LM 6* (3mal 5 Tropfen tgl.)
im akuten Fall bei Fließschnupfen:	*Cepa D6* (3mal 5 Globuli tgl.): Sekret scharf und wässrig; rote Augen und Tränenfluß; Kehlkopfkitzel
bei Stockschnupfen:	*Kalium bichromicum D6* (3mal 5 Globuli tgl.): zähe und fadenziehende Sekrete; feste grünliche Schleimfetzen werden ausgeschneuzt; Bindehaut gerötet und gereizt; Kopfschmerzen über Augen- und Nasenwurzel

154

bei Fließ - und Stock- schnupfen im Wechsel:	*Spongia D6* (3mal 5 Globuli tgl.): Verschlechterung vor Mitternacht; Heiserkeit, Räusperhusten und Räusperzwang
bei Fließ - und Stock- schnupfen:	*Luffa D4* (3mal 5 Globuli tgl.): eitriger und allergischer Charakter; viel Kopfschmerzen, Müdigkeit und Erschöpfung

Ansonsten werden alle akuten Mittel eingenommen, die bei Allergie gelten, besonders *Histaminum D6* im akuten Fall.

Hühneraugen

Sie entstehen meist auf einer Grundlage einer erblichen Belastung (-> Medorinum, Psorinum). Diese muß mit den passenden Nosoden in Hochpotenz von einem Homöopathen beseitigt werden. Erst dann hat es Sinn, das aufgeführte Mittel zu nehmen.

Therapievorschläge:

gute Erfolge mit:	*Antimonium crudum D4* (3mal 1 Tablette tgl.): mindestens drei Wochen lang.

Husten

Die wichtigsten Maßnahmen und Mittel sind bereits unter der Rubrik Bronchitis abgehandelt worden, so daß ich speziell auf den akuten Kehlkopfkatarrh und Pseudo-Krupp eingehen will.

Therapievorschläge:

plötzliches Auftreten vor Mitternacht:	*Aconitum D4* (nach Bedarf, im Abstand von einer halben Stunde 1 Tablette): meist nach Aufenthalt im kalten Wind; große Unruhe; rotes Gesicht, trockene Haut

Husten will nicht enden:	*Ammonium causticum D4* (3mal 1 Tablette tgl.): auch bei Heiserkeit und dicken, schwächlichen Kindern
schlimmer nach Mitternacht:	*Arsenicum D30* (5mal 1 Tablette in halbstündlichem Abstand): auch bei großer Unruhe und Angst
plötzlicher Beginn mit Fieber:	*Belladonna D6* (3mal 5 Globuli tgl.): hochrotes Gesicht, feuchte Haut; Beginn in den späten Abendstunden
schlimmer vor Mitternacht:	*Bromum D6* (3mal 1 Tablette tgl.): plötzlich auftretend, nach Erhitzung und nachfolgender Abkühlung (Schweiß)
schlimmer durch Reden oder Singen:	*Spongia D6* (3mal 5 Globuli tgl.): trockener Husten mit Heiserkeit; Luftnot kehrt jeden Abend vor oder um Mitternacht wieder
trockener, pausenloser Husten:	*Rumex D4* (3mal 5 Globuli tgl.): auch tiefer, trockener Husten
Verschlimmerung von 24.00 bis 1.00 Uhr:	*Drosera D4* (3mal 5 Globuli tgl.): nächtliche Hustenanfälle mit Brechneigung; rasch aufeinanderfolgende Hustenstöße
bei Blutungsneigung:	*Phosphorus D30* (1mal 5 Globuli tgl.): zusätzlich zu anderen Mitteln
mit viel Schleim:	*Ipecacuanha D4* (3mal 5 Globuli tgl.): kraftloser Husten mit viel Schleim, Rasseln; Brechwürgen bei reiner oder wenig belegter Zunge

Die vorangehenden Mittel eignen sich auch zur Gabe in Hochpotenzen (durch einen Homöopathen!). Bei richtiger Wahl des Mittels kommt es zu einer sehr raschen Wirkung.

trockener Husten nach dem ersten Schlaf:	*Aralia D4* (3mal 5 Globuli tgl.): ungefähr um Mitternacht; Asthma nachts im Liegen mit spastischem Husten; Gefühl eines Fremdkörpers im Hals
Gefühl wie ein Haar im Hals:	*Argentum nitricum D12* (3mal 5 Globuli tgl.): Husten, als ob ein Haar im Hals wäre.

Hysterische oder neuropathische Störungen

Hier liegt meist ein Mißverhältnis zwischen Wollen und Können vor, weshalb sich die Erregung bis zu Wutanfällen steigern kann. Manchmal kann auch eine innere Hysterie zu Flattern und Zittern führen, zu totaler Versteifung und zu verschiedenen organischen Beschwerden.

Therapievorschläge:

bewährtes Hauptmittel:	*Moschus D30* (3mal hintereinander in halbstündlichen Abständen): bei akuten Anfällen. Längere Zeit sehr wirksam ist eine Hochpotenz (vom Homöopathen!)
zur Beruhigung:	*Valeriana D6* oder *D30* (Einnahme wie Moschus)
rascher Stimmungswechsel, Affektkrämpfe:	*Ignatia D30* (2mal 5 Globuli in halbstündlichem Abstand, danach 1mal 5 Globuli tgl.)
sinnlose Wut über Kleinigkeiten:	*Chamomilla D30* (1mal 5 Globuli tgl.): schlägt wild um sich; wenn etwas Gewünschtes erreicht ist, wird es weggeworfen
Zerstören der Umgebung:	*Hyoscyamus D30* (1mal 5 Globuli tgl.): dünne, blasse Patienten, die sich und die Umgebung zerstören; hochgradige Aktivität, die sich bis zur Aggressivität steigert; läppisches Verhalten; obszönes Reden, Fluchen, Beißen, Kratzen

bei kräftigen Menschen mit Wutanfällen:	*Stramonium D30* (1mal 5 Globuli tgl.): intensiv rote Wangen und Ohren; glänzende Augen, weite Pupillen; auffällige Geschwätzigkeit; Verlangen nach Licht und Gesellschaft
Hauptmittel bei Wutanfällen:	*Agaricus D30* (3mal 5 Globuli tgl.): ein zerebrales Umstimmungsmittel; regt sich auf und schmeißt etwas hin
bei Überempfindlichkeit:	*Asarum europaeum D6* (3mal 5 Globuli tgl.): Überempfindlichkeit gegen alle nervösen Eindrücke; Kratzen auf Papier oder Seide ist unerträglich
bei nervösen, erregten Kindern:	*Piper methysticum D6* (3mal 5 Globuli tgl.)
Krampfneigung bei Hysterie:	*Cicuta D4* und *Absinthum D6* (je 3mal 5 Globuli tgl.): bei Muskelkrämpfen.

Hyperaktives Syndrom

Sowohl bei hyper- wie hypoaktiven Kindern handelt es sich in den allermeisten Fällen um eine Stoffwechselstörung. Diese Störung wird schon in der Schwangerschaft vorprogrammiert. Nach meinen Erfahrungen spielt wahrscheinlich die unnötige Einnahme von Eisenpräparaten eine große Rolle. Kommt noch dazu, daß diese Kinder nicht gestillt wurden und deshalb eine Überlastung des kindlichen Organismus mit Fremdeiweiß erfolgt, so ist eine Belastung der unausgereiften Bauchspeicheldrüse unvermeidbar. Auch die Fluortabletten und eine einseitige Zufuhr von Natrium über Konservierungsmittel und natriumhaltige Mineralwässer greifen massiv in den Stoffwechsel ein.

Der entgleiste Stoffwechsel bringt für die Kinder ein ganze Reihe von unerfreulichen Eigenschaften mit sich: Wahrnehmungsstörung oder ein gestörtes Gleichgewicht zwischen linker und rechter Gehirnhälfte (Lateralitätsstörung), Konzentrationsschwäche, Angstzustände, Probleme beim Verfolgen des Unterrichts trotz normaler Intelligenz,

Aggressivität, Reizbarkeit und viele mehr. Noch schwieriger sind die Fälle der sogenannten hypoaktiven Kinder, bei denen sich die gleichen Symptome verbunden mit auffallender Hypoaktivität einstellen. Diese Kinder weinen oft und sind stark introvertiert. Vor allem in der Pubertät entwickeln sich daraus Inaktivität, Depression, Psychose und Verweigerungshaltung.

Die genauen Ursachen und alle Symptome werden in meinem nächsten Buch beschrieben: "Das hyperaktive Kind, Ursachen und Behandlung".

Therapievorschläge:

Alle Mittel, die bei hysterischen und neuropathischen Störungen beschrieben sind, sowie die nachfolgenden kommen in Frage.

ohne Licht nicht einschlafen können:	*Stramonium D12* (2mal 5 Globuli tgl.): gilt für kräfte Kinder, die rote Wangen haben; Wutausbrüche; Angst vor Dunkelheit; Sprachstörungen, Stottern
ständig an etwas zupfen:	*Arum triphyllum D12* (1mal 5 Globuli tgl.): Kinder, die immer irgendetwas in den Fingern drehen müssen
jähzornig wegen wöchentlich): Kleinigkeiten:	*Anacardium D30* (1mal 5 Globuli unverträglich, schlägt auf die Umgebung ein
den Willen durchsetzen:	*Aesculus D30* (1mal 5 Globuli wöchentlich): Kinder, die nur zufrieden sind, wenn es nach ihrem Willen geht, die im anderen Fall wütend und unzufrieden werden
ständig die Beine bewegen:	*Zincum metallicum D30* (1mal 5 Globuli wöchentlich) oder *Zincum oxidatum D4* (3mal 1 Tablette tgl.): Kinder, die mürrisch, depressiv sind
	Curare D30 oder Acetylcholin in einer vom Homöopathen ermittelten Potenz zusätzlich: wenn mit Muskelzuckungen verbunden

	Magnesiumsalz: zusätzlich, wenn mit Muskelkrämpfen verbunden
ständig Beine und Arme bewegen:	*Kalium bromatum D30* (1mal 5 Globuli wöchentlich): Kinder, die ständig die Beine und Hände bewegen und nicht ruhig bleiben können
zur Beruhigung vor dem Schlafen:	*Zincum valerianum D4* (1mal 5 Globuli abends): zur allgemeinen Beruhigung am Abend vor dem Schlafengehen
für alle Fälle das Konstitutionsmittel:	*Calcium carbonicum*, *Calcium phosphoricum* oder *Calcium fluoratum* als zusätzliches Konstitutionsmittel ist in jedem Fall günstig; in niedriger Potenz bei einer Stoffwechselregulation, in hoher Potenz bei konstitutioneller Behandlung durch einen Homöopathen.

Insektenstiche

Ein Insektenstich ist anfangs schmerzlos, da die meisten Insekten eine örtlich betäubende Substanz einspritzen. Der Körper reagiert mit stärkerer Durchblutung und der Ausschüttung von Histamin, das nun den Juckreiz auslöst. Mit dem Blut herantransportierte weiße Blutkörperchen eröffnen den Abwehrkampf gegen den fremden Stoff, wodurch es zur typischen Entzündung mit Rötung, Schwellung, Schmerz und weiterem Juckreiz kommt.

Zur Linderung des Brennens oder Juckens kann man auf die Stichstelle eine halbierte Zwiebel legen, einen Essigumschlag machen oder *Plantago* in der Urtinktur auftropfen und einreiben. Falls die Wunde trotzdem weiter anschwillt und Anzeichen einer allergischen Reaktion erkennbar werden, sollte man zusätzlich *Histaminum D30* nehmen.

Ist die Reaktion möglicherweise auf Spritzmittel (Insektizide) zurückzuführen, hilft die Nosode *Insektizide Injeel* oder *Insektizide Composita D30* der Firma Stauffen (1mal 1 Ampulle tgl.). Nach einer Insektizidbelastung wird man ganz müde und kraftlos. Als Vorbeugung gegen übermäßige Insektenstiche bieten *Sabadilla D2-Tropfen* Schutz: 5 Tropfen in ein Glas Wasser oder eine Sprühflasche geben und den Kopf oder den ganzen Körper damit besprühen. Auch Vitamin B_1 (2mal 1 Tablette tgl.) hilft, wenn Sie zum Beispiel im Urlaub gefährdet sind.

Therapievorschläge:

sofort nach dem Stich:	*Lachesis D12* (5 Tropfen): hier zeigen Tropfen eine schnellere Wirkung als Globuli
anschließend:	*Ledum D12* (3mal 5 Globuli): etwa eine Viertelstunde nach Lachesis
bei Rötung:	*Arnica D4* (3mal 5 Globuli tgl.)
der Stich schwillt an:	*Apis D4* (3mal 5 Globuli tgl.).

Karies (-> Zahnschmerz)

Keuchhusten (Krupp)

Keuchhusten und Krupp-Anfälle sind wegen der häufig auftretenden Atemnot, bei der das Kind möglicherweise ganz blau wird und dringend ins Krankenhaus eingeliefert werden muß, höchst unerfreuliche Erscheinungen. Die Situation wird durch begleitende Krämpfe und die damit verbundene Panik der Eltern meist noch schlimmer.

Therapievorschläge:

Bei Keuchhusten kann man alle Hustenmittel verwenden, wie sie unter "Husten" beschrieben sind.

Auswurf mit dickem, glasigem Schleim:	*Coccus cacti D4* (3mal 5 Globuli tgl.): beim sogenannten "Maschinengewehr–Husten"
mit Krämpfen:	*Cuprum D30* (2mal 5 Globuli tgl.)
Fieber ohne Schwitzen:	*Aconitum D30* (1mal 5 Globuli tgl.)
Fieber mit Schwitzen:	*Belladonna D6* (3mal 5 Globuli tgl.): nachts schlimmer

Keuchhusten mit eitrigem Auswurf:	*Hepar sulfuris D6* (3mal 5 Globuli tgl.)
spastischer Krupp-Reflexhusten:	*Kalium bromatum D6* (3mal 5 Globuli tgl.): in der Schwangerschaft; trockener und ermüdender Husten nachts
trockener Husten:	*Spongia D6* (3mal 5 Globuli tgl.)
mit Erhitzung des Kopfes:	*Sanguinaria D6* (3mal 5 Globuli tgl.): an der rechten Seite schlimmer.

Kinderkrankheiten
(-> Keuchhusten, Masern, Mumps, Röteln, Scharlach oder Windpocken)

Kopfschmerzen

Hier muß grundsätzlich die Ursache der Kopfschmerzen geklärt werden. Einen Tumor im Kopf oder eine andere ernstliche Erkrankung kann nur der Arzt ausschließen! Aus der genauen Lage des Schmerzes, vor allem, wenn er sich auf dem Verlauf eines bestimmten Meridians befindet, können Rückschlüsse auf ein gestörtes Organ gezogen werden. Kopfschmerzen, die vom Nacken über die Augen oder die Nasenwurzel ziehen und umgekehrt, deuten auf eine Blockade oder Schwierigkeiten des Blasen- und Nierenmeridians hin. Seitliche Kopfschmerzen lassen eine Funktionsstörung der Galle und der inneren Drüsen erkennen, Kopfschmerzen im Bereich der Stirnhöcker zeigen Schwierigkeiten mit dem Magen an. Verspüren Sie einen allgemeinen Druck im Kopf, der sich wie ein Band um den ganzen Kopf legt, sollten Sie unbedingt den Darm auf Pilze untersuchen lassen. Meist ist ein Pilzbefall oder eine Dysbiose im Darm für diese Beschwerden verantwortlich. Auch das zeitliche Auftreten der Schmerzen gibt Ihnen Aufschluß über die möglichen Ursachen (-> Organuhr). Diese Beispiele zeigen bereits, daß eine Behandlung wesentlich effektiver gestaltet werden kann, wenn man das zugehörige Organ kennt und mit einbezieht. Bei starker Neigung zu Krämpfen empfiehlt es sich, auch unter den Krampfmitteln nachzulesen.

Ausführliche Informationen finden Sie in meinem Buch: "Migräne", das im Gräfe & Unzer Verlag München erschienen ist.

Therapievorschläge:

Verschlimmerung nachts:	*Aurum D4* (3mal 1 Tablette tgl.): mit Bluthochdruck; rotem Gesicht; Hitzewellen
Verschlimmerung durch Aufregung:	*Gelsemium D4* (2mal 5 Globuli tgl.): mit Sehstörungen; beim Nachlassen der Schmerzen; reichlicher Abgang von Urin; auch bei Schwindelanfällen
Schmerzen nie nachts:	*Medorrhinum LM18* (2mal 5 Tropfen wöchentlich.): Schmerzen treten nie nachts auf, steigern sich tagsüber ins Unerträgliche
bei niedrigem Blutdruck:	*Digitalis D4* (3mal 1 Tablette tgl.): Migräne; Schlaffheit; Depression; Schmerzen steigern sich tagsüber von den Augen zum Nacken
Kopfschmerz bei Überforderung:	*Calcium phosphoricum D6* (3mal 1 Tablette tgl., bei Kindern) Bei Frauen: *Platinum D4* 3mal 1 Tablette tgl.), bei Männern: *Corinum D4* (3mal 1 Tablette tgl.): schneller Gefühlwechsel von Ausgelassenheit zu Verstimmung; Kopfschmerzen langsam zu- und abnehmend mit Kältegefühl; krampfartiges Zusammenziehen; Besserung im Freien
langsam beginnender Druckkopfschmerz:	*Hypericum D4* (3mal 1 Tablette tgl.): auch depressive Zustände
im Klimakterium:	*Cimicifuga D4* (3mal 1 Tablette tgl.): mit depressiven Verstimmungen, heftigen Kopfschmerzen, so als wolle der Kopf zerspringen; nervöse Herzbeschwerden

Pubertät und Wechseljahre:	*Cyclamen D6* (3mal 5 Globuli tgl.): allgemeine Schwäche und Reizbarkeit; Migräne mit Sehstörungen; Verlangen nach Wärme; Bewegung bessert
auffälliger Stimmungswechsel:	*Crocus D4* (3mal 5 Globuli tgl.): Blutandrang im Kopf mit ohnmachtsähnlichen Zuständen und Sehstörungen; Muskelzukkungen
Wochenend- und Entspannungskopfschmerz:	*Iris D3* (3mal 5 Globuli tgl.): Leberbezug; auf der Höhe des Anfalls Erbrechen; heftiges Brennen und Unbehagen im Magen
stechende Kopfschmerzen:	*Spigelia D6* (3mal 5 Globuli tgl.): meist über dem linken Auge, meist mit Herzstechen
Gegendruck bessert:	*Colocynthis D6* (3mal 5 Globuli tgl.): heftige Schmerzen, die sich durch Gegendruck bessern.

Krämpfe

Die Ursache einer Krampfbereitschaft liegt häufig im Ungleichgewicht der Mineralstoffe Natrium, Kalium, Magnesium, Calcium, Eisen, Kupfer und Zink. Ebenso kann aber auch eine bestimmte Stoffwechselstörung, bei der das Acetylcholin eine wichtige Rolle spielt, der eigentliche Grund sein.

Therapievorschläge:

allgemeines Krampfmittel:	*Cuprum D30* (1mal 5 Globuli, 3 Gaben im Abstand von 15 min): am besten zusammen
	mit Magnesium: je nach Konstitutionstyp *Magnesium carbonicum D4* , *Magnesium phosphoricum D12* oder *Magnesium muriaticum D6* (3mal 5 Globuli tgl.)

sehr starkes Krampfmittel:	*Cadmium sulfuricum D30* (1mal 5 Globuli, 1 Gabe): anwendbar bei Fieber, das nicht absinkt, oder Fieberkrampf
Krämpfe der Galle und des Magens:	*Mygale D30* (Aranea avicularis) (3mal 5 Globuli tgl.): bei Gallenkrämpfen und Krampfzuständen des Magen-Darm-Kanals. Erste Hilfe: 5 Globuli in ein Glas Wasser, alle 3 Minuten 1 Schluck
bei akutem Krampf:	*Zinkum metallicum D6* (alle 5 Minuten 1 Tablette)
Herkunft der Krämpfe unklar:	*Strychninum nitricum D12* (2mal 5 Globuli tgl.): unklare Herkunft, mehr nervöser Art.

Lebererkrankungen

Die Leber dürfte wohl das am meisten belastete Organ unseres Körpers sein. Sie muß alle Gifte, die in unserem Körper auftreten, unschädlich machen und zur Ausscheidung bringen. Dazu gehören einerseits die von außen zugeführten Schadstoffe, wie zum Beispiel Krankheitserreger, Schwermetalle, Insektizide oder Genußgifte, und andererseits auch die vom Körper selbst produzierten Gifte wie die Abbauprodukte des Stoffwechsels, der Darmflora und andere.

Sehr viele Krankheiten und kleine Unpäßlichkeiten resultieren aus einer Überlastung der Leber. Das Spektrum reicht von Schläfrigkeit über Kopfschmerzen, Blutungen (Störung des Gerinnungsfaktors), Verdauungsstörungen (es wird zu wenig Galle gebildet), Sehstörungen, Haarausfall (die Leber ist für den Stoffwechsel von Fetten und den Vitaminen A, D, E und K verantwortlich) bis zu Hämorrhoiden (Blutstau in den Venen). Eine erste Hilfe zur Entlastung der Leber stellt bereits das Weglassen aller Reizstoffe dar, zum Beispiel Kaffee, schwarzer Tee, Alkohol, Fette und Konservierungsstoffe.

Zur Linderung der Beschwerden kann man in akuten Fällen einen feuchtwarmen Leberwickel machen, den man am günstigsten vor dem Einschlafen auflegt. Eine weitere wichtige Behandlung ist die Darmsanierung: Bei Leberproblemen muß unbedingt darauf geachtet werden, daß der Stuhlgang regelmäßig erfolgt und durch entsprechende Ernährung gepflegt wird. Darmgifte haben eine enorme Wirkung auf den gesamten Organismus, da sie direkt von der Darmwand aufgenommen werden und mit dem Blutstrom erst die Leber, dann die Niere und schließlich den ganzen Körper belasten.

Bevor man an eine gezielte Leberbehandlung herangehen kann, müssen natürlich zuerst die Ursachen gefunden werden. Dies ist ohne einen geeigneten Therapeuten kaum möglich. Auch für die Wahl der Mittel wird man, gerade bei schwerwiegenden Leiden wie beispielsweise der Leberzirrhose, den Fachmann brauchen und ohne entsprechende Nosoden nicht auskommen.

Therapievorschläge:

das Hauptlebermittel:	*Carduus marianus D4* (3mal 5 Globuli tgl.): mindestens 6 Monate lang; bei dauerndem Druck im rechten Oberbauch; vorwiegend Verstopfung; Neigung zu Hämorrhoiden und Venenleiden
Wundheitsgefühl in der Lebergegend:	*Chelidonium D3* (3mal 5 Globuli tgl.): Leberbeschwerden mit viel Schmerz; bitterer Mundgeschmack; Brustbeklemmung; Neigung zu Durchfällen
bei ziehenden Rückenschmerzen:	*Berberis D4* (3mal 5 Globuli tgl.): auch Leberschmerz; Gelenkrheuma
Widerwillen gegen Fett mit Übelkeit:	*Taraxacum D3* (3mal 5 Globuli tgl.): dumpfer Leberschmerz; "Landkartenzunge"; Verstopfung mit viel Blähungen und Luftabgang
beständiger, vergeblicher Stuhldrang:	*Nux vomica D6* (3mal 5 Globuli tgl.): bei Genußmittel-Mißbrauch; unregelmäßiges Essen (zu schnell und zu fett); unruhiger Schlaf; frühes Erwachen und Gefühl wie benommen; Hämorrhoiden; alles ist verkrampft; aufbrausendes Temperament

Besserung durch Essen:	*Mandragora D6* (3mal 5 Globuli tgl.): Reizbarkeit; Konzentrationsmangel; Schläfrigkeit; Glieder sind bleischwer; Völlegefühl mit viel Blähungen; Nüch- ternschmerz mit Besserung durch Essen; Brennen in der Lebergegend mit Ausstrah- lung zum rechten Schulterblatt; Verstop- fung mit hartem, knotigen Stuhl
nach Infektionen:	*Okoubaka D3* (3mal 5 Globuli tgl.): Hauptmittel bei Vergiftungen durch abge- laufene Infektionen; Mißbrauch von Nah- rungs- und Genußgiften, Insektiziden; bei Tropenerkrankungen
trotz Hunger schnell satt:	*Lycopodium D6* (3mal 5 Globuli tgl.): Blähungsbeschwerden, die gegen 1.00 Uhr verstärkt auftreten und Herzbeschwerden machen können; trotz großem Appetit nach wenigen Bissen satt; Unverträglichkeit von Zwiebeln; Verstopfung mit blutenden Hämorrhoiden.

Magenbeschwerden

Auch hier gehört die Erforschung der Ursachen vor die eigentliche
Behandlung. In der chinesischen Krankheitslehre steht der Energie-
kreislauf des Magens mit dem der Bauchspeicheldrüse in Verbindung.
Man geht davon aus, daß durch energieraubende Stoffwechselstö-
rungen in der Bauchspeicheldrüse die Kraft des Magens beeinträchtigt
wird. Daraus resultiert eine Übersäuerung des Magens, die sich auch
in einem saurem pH-Wert des Speichels äußern kann. Speziell bei
Magenbeschwerden darf die Rolle von Streß nicht übersehen werden.
Bei chronischen Erkrankungen sollte immer zusätzlich ein Konstitutionsmittel durch einen Therapeuten gegeben werden. Hilfreiche
Erstmaßnahmen sind Teefasten, Bauchwickel und Einreibungen mit
Johanniskrautöl.

<u>Therapievorschläge:</u>

1. Magenbeschwerden durch Rauchen, Trinken und Streß:

das bewährte Mittel: *Nux vomica D6* (3mal 5 Globuli tgl.)

2. Bei Untersäuerung: Es wird zu wenig Magensäure gebildet, was durch das zu lange Verweilen der Nahrung im Magen zu einem Gärungsprozeß führt. Die Nahrung kann nur schwer verdaut werden und es treten Schmerzen nach dem Essen auf. Widerwillen gegen Speisen, vor allem Fleisch, und ein Gefühl der Völle stellt sich ein.

Anregung der Magensäure:	*Tinctura amara* (3mal 10 Tropfen, 15 min. vor dem Essen): Eine Möglichkeit, mehr Energie in den Magenbereich zu bekommen. Sie enthält Wermut, Meisterwurz, Kalamus, Chinarinde, Pfefferminz, Pomeranzenschale, Tausendgüldenkraut und andere Kräuter. In der Apotheke auch als Teemischung zu erhalten
	Tinctura ferri pomati (10 Tropfen in etwas Wasser geben und 15 Minuten vor dem Essen trinken): Alternative zu *Tinctura amara*
Unterstützung der Magensäure:	*Acidum muriaticum D4* (3mal 5 Globuli tgl.): nur vorübergehend verwenden
ranziges Aufstoßen:	*Asa foetida D6* (3mal 5 Globuli tgl.): bei Magendruck; dauerndes explosives Aufstoßen; Druck am Hals
Entspannung nach Streß:	*Atropinum sulfuricum D6* (1mal 5 Globuli bei Bedarf)
Schweregefühl im Magen:	*Graphites D6* (2mal 5 Globuli in halbstündlichem Abstand): fauliges Aufstoßen; Blähungen; Verstopfung mit Schleim; Schleim auch im Stuhl
ganzer Bauch aufgebläht:	*China D4* (3mal 5 Tropfen): sekretionsfördernd und appetitanregend; Sattheit nach wenigen Bissen

3. Bei Übersäuerung: Es kommt zu Sodbrennen, zum Aufstoßen und Hochwürgen einer sauren, ätzenden Flüssigkeit oder zu sauren Durchfällen. Schmerzen in nüchternem Zustand stellen sich ein und bessern sich durch Essen.

Magendrücken mit
Brennen:

Robinia D6 (3mal 5 Globuli tgl.) und *Capsicum D4* (3mal 5 Globuli tgl.): im Wechsel einnehmen; bei Magendruck, saurem Aufstoßen, Blähungskolik mit sauren Stühlen, Kopfschmerzen mit saurem Erbrechen, Durchfällen mit brennenden Hämorrhoiden, Ohrenschmerzen, trockener Zunge

Sodbrennen:

Robinia D4 (jede Viertelstunde 1 Tablette): bis das Sodbrennen verschwunden ist

trinkt kleine Mengen trotz großem Durst:

Arsenicum album D30 (1mal 5 Globuli bei Bedarf): brennender Schmerz und Angstgefühl in der Magengrube; Brechdurchfall stinkend, dunkel, vor allem in der Nacht

besonders bei Kindern:

Chamomilla D30 (1mal 5 Globuli tgl.): Zunge gelb, bitterer Geschmack; Krämpfe; kneifender Schmerz in der Nabelgegend und am Bauch; Blähungskoliken

Magenkrämpfe:

Atropinum sulfuricum D6 (1mal 5 Globuli bei Bedarf): Magenkrämpfe mit schneidenden Schmerzen, quer durch den Leib; Verschlimmerung beim Husten, Niesen und bei Berührung; Erbrechen und Durchfälle

extreme Reizbarkeit:

Antimonium crudum D10 (2mal 5 Globuli tgl.): Neigung zu Ärger; dick belegte Zunge; viel Aufstoßen; Appetitmangel oder Verlangen nach Saurem; Durchfall im Wechsel mit Verstopfung

Beschwerden 1 bis 2 Stunden nach dem Essen:	*Mandragora D6* (3mal 5 Globuli tgl.): Völlegefühl; viel Aufstoßen mit Besserung durch Essen; Neigung zu Verstopfung; Kopfschmerzen und kalte Hände und Füße
nervöses Leiden:	*Magnesium phosphoricum D6* (3mal 1 Tablette tgl.): Schluckauf; Magenkrämpfe; Blähungskolik zwingt zum Zusammenkrümmen; Wärme, Druck und Reiben bessern
Übelkeit morgens nach dem Essen:	*Nux vomica D6* (1mal 5 Globuli früh einnehmen): starkes Druckgefühl (wie Stein) im Magen; Magengebiet sehr druckempfindlich; möchte erbrechen, kann aber nicht
bei niedrigem Blutdruck:	*Carbo vegetabilis LM6* (1mal 10 Globuli tgl.): Schwächegefühl im Magen; Blähungen, drücken nach oben
Verschlimmerung abends und nachts:	*Ipecacuanha D4* (2mal 5 Globuli tgl.): viel Brechneigung mit Elendigkeitsgefühl im Magen; Zunge nicht belegt
Verschlimmerung bei Ruhe:	*Iris versicolor D4* (3mal 5 Globuli tgl.): heftiges Brennen und Unbehagen im Magen; Erbrechen von sauren Massen; viel Aufstoßen und Sodbrennen; Speichelfluß; Verschlechterung, wenn man zur Ruhe kommt (sonntags und am Wochenende).

Mandelentzündung (Angina)

Eine akute Mandelentzündung kommt selten alleine vor, meist ist sie verbunden mit Schnupfen, Ohrenentzündung oder Husten. In einem solchen Fall sehen Sie bitte zusätzlich unter dem entsprechenden Krankheitsbild nach.

Therapievorschläge:

immer wiederkehrende   *Barium carbonicum D6* (3mal 1 Tablette tgl.):
Mandelentzündungen: auch bei großen Mandeln und meist
                        bei dicken, unbeholfenen Kindern

Schweiß am Kopf,   *Calcium carbonicum D6* (3mal 1 Tablette tgl.):
feucht-kalte Hände   auch bei Spätentwicklern
und Füße:

starker Mundgeruch u.   *Mercurius solubilis LM6* (1mal 10 Globuli
nächtlicher Schweiß: tgl.): auch bei unruhigen, frösteligen Kindern

magere Kinder trotz   *Barium iodatum D6* (3mal 1 Tablette tgl.):
gutem Appetit: bei harten, kleinen Drüsen und großen,
                        entzündeten Mandeln

Kopf- und Bauch-   *Calcium phosphoricum D6* (3mal 1 Tablette
schmerzen,   tgl.): Lymphdrüsen des Bauchraumes sind
Appetitlosigkeit: geschwollen

bei eitrigen Belägen   *Phytolacca D3* (3mal 5 Globuli tgl.):
und Geschwüren: feuerroter Rachen mit Eiterpünktchen auf
                        den Mandeln und Schmerzen, die zu den
                        Ohren ausstrahlen

dicke weite Eiterkröpfe: *Hepar sulfuris D6* (3mal 5 Globuli tgl.):
                        auch Mundgeruch, Nachtschweiß

Mandeln neigen zu   *Mercurius cyanatus D6* (3mal 1 Tablette
Geschwüren: im akuten Fall): chronisch eitrige Mandeln,
                        die andere Organe wie Leber, Niere und Herz
                        bereits belasten.

Masern

Die Masern sind eine übliche und keineswegs gefährliche Kinderkrankheit. Nur eine eventuelle Komplikation mit Hirnhautentzündung, wie
sie übrigens auch nach einer Impfung auftreten kann, ist sehr ernst zu
nehmen.

<u>Therapievorschläge:</u>

Beginn der Erkrankung: *Aconitum D30* (1mal 5 Globuli, 1 Gabe): anschließend Fieberbehandlung mit *Aconitum* oder *Belladonna* (-> Fieber). Begleitend das homöopatische Antibiotikum *(Lachesis D12, Pyrogenium D15, Echinacea D5;* 3mal 5 Globuli von jedem) während der Erkrankung

Alternative: *Morbillinum D12* (Masern-Nosode, 1 Ampulle tgl.): drei Tage lang; danach *Morbillinum D30* (1mal 5 Globuli wöchentlich, über 2 Wochen); nach diesen 2 Wochen *Morbillinum D200* (1 Gabe) zum Abklingen der Krankheit

frische Luft bessert: *Sulfur D4* (3mal 5 Globuli tgl.): auch kalte Umschläge bessern und der Ausschlag kommt nicht heraus

bei Husten: *Antimonium tartaricum D4* (3mal 5 Globuli tgl.)

Husten mit Erstickungsanfällen: *Sticta pulmonaria D4* (3mal 5 Globuli tgl.): bei allen Komplikationen mit Husten

bei Schwellung oder Rötung der Haut: *Stramonium D12* (1mal 5 Globuli in ein Glas Wasser, über den Tag verteilt trinken): auch lebhafte Phantasien und Delirien bei Fieber

bei hohem Fieber: *Chininum sulfuricum D4* (3mal 5 Globuli tgl.): auch bei Trockenheit der Schleimhäute

Zerschlagenheitsgefühl und Kraftlosigkeit: *Bryonia D6* (3mal 5 Globuli tgl.): auch bei Husten; großer Mattigkeit

Linderung von Hautausschlag: *Arum triphyllum D12* (1mal 5 Globuli tgl.): bei heftigem Brennen und Stechen; Zupfen an den entzündeten Nasenflügeln; Lippen und Mundwinkel sind wund und aufgesprungen

| Wundheitsgefühl und Stiche in der Lunge: | *Ailanthus D6* (3mal 1 Tablette tgl.): bei heißem, rotem Gesicht mit dunkelroten Flecken und Hautausschlag im Gesicht; bei hartnäckigem Husten mit schwerlöslichem Schleim; bei asthmatischer Beengung der Brust; bei Frost mit folgendem Fieber; bei großer Schwäche. |

Milchallergie

Kann die Mutter nach der Geburt nicht stillen, so ist es möglich, daß das Kind bei der Umstellung auf Kuhmilch eine Unverträglichkeit von Milcheiweiß entwickelt. Vor allem bei nicht sehr stabiler Konstitution ist Kuhmilch für den kindlichen Organismus eine große Belastung. Da ihm bestimmte Spaltstoffe (Enzyme) fehlen, wird das Milcheiweiß fehlerhaft aufgespalten. Die entstehenden Stoffe überfordern den Verdauungstrakt und der Organismus reagiert auf sie allergisch.

Anzeichen einer Milchunverträglichkeit beim Säugling sind saures Erbrechen nach Milchgenuß oder Bauchkrämpfe (Schreikinder). Man sollte sich in diesem Fall sofort um Milchersatz wie Soja- oder Mandelmilch bemühen. Werden diese ersten Zeichen allergischer Reaktion nicht gleich beachtet und der Körper von Kuhmilch entlastet, so kann sich eine starke Milchsäure-Allergie entwickeln. Diese Kinder vertragen bald keinerlei Milchprodukte mehr, da bei jedem Verzehr sofort starke allergische Reaktionen auftreten.

Therapievorschläge:

Blähungen und großer Durst:	*Acidum lacticum D6* (3mal 5 Globuli tgl.): auch saures Erbrechen und saurer Stuhlgang
Kopfschweiß , kaltfeuchte Hände und Füße:	*Calcium carbonicum D30* (3mal 5 Globuli wöchentlich): saures Aufstoßen, Erbrechen und saurer Stuhl, sonst ruhige Kinder
bei Bauchkrämpfen:	*Aethusa D4* (3mal 5 Globuli tgl.): Erbrechen von geronnener Milch; grüngelber schleimiger Stuhl

fröstelige, müde Kinder: *Magnesium carbonicum D6* (3mal 1 Tablette tgl.): Abneigung gegen Milch; saure Stühle und Erbrechen

Unverträglichkeit von Milchfett: *Carbo vegetabilis LM6* (1mal 10 Globuli tgl.): auch Schwäche und Kältegefühl.

Mumps

Mumps ist im klassischen Fall eine Erkrankung der Ohrspeicheldrüsen, die durch Viren hervorgerufen wird und vor allem bei Kindern vorkommt. Bei alten Menschen kann sie gelegentlich auch auf einer mikrobiellen Entzündung beruhen, die mit Eiterbildung verbunden ist. Der Verlauf ist unangenehm, weil der geschwollene Hals- und Ohrbereich sehr schmerzhaft ist, und der Erkrankte kaum essen kann. Mit Essig- oder Alkoholumschlägen kann man die Schwellungen lokal lindern.

Mumps ist durchaus ernst zu nehmen, da als eventuelle Komplikation eine Schädigung der Bauchspeicheldrüse und eine Entzündung von Eierstöcken beziehungsweise Hoden auftreten kann. Besonders bei Buben kann dies gefährlich sein, weil sich aus der Entzündung eine Schädigung der Potenz im Erwachsenenalter ergeben kann. Mumps sollte man ebenso wie andere fiebrige Erkrankungen zusätzlich mit Fiebermitteln behandeln.

Therapievorschläge:

bei stark geschwollenen Drüsen: *Barium carbonicum D6* (3mal 1 Tablette tgl.) und eine Hochpotenz von *Barium muriaticum* (die Hochpotenz muß von einem Homöopathen ausgewählt werden)

bei verstärktem Speichelfluß: *Mercurius solubilis LM6* (1mal 10 Globuli tgl.).

174

Nabelkoliken

Hinter einer Nabelkolik können sich verschiedene, zum Teil entzündliche, aber auch seelisch bedingte Erkrankungen des Bauchraums verstecken. Deshalb muß hier unbedingt eine Klärung der Ursachen durch einen Therapeuten erfolgen. Wird dabei eine Stoffwechsel- oder Verdauungsstörung festgestellt, sollte man diese zuerst behandeln.

Therapievorschläge:

roter Kopf und Berührungsempfindlichkeit:	*Belladonna D6* (1mal 5 Globuli tgl.)
wirft sich hin und her, wütendes Schreien:	*Chamomilla D30* (1mal 5 Globuli tgl.): große Unruhe; launisch, Ursache kann hier Ärger und Wut sein
harter, aufgeblähter Bauch:	*China D6* (3mal 5 Globuli tgl.): auch schwierige, abweisende Kinder; Kinder die Würmer haben
Zusammenkrümmen vor Schmerz:	*Colocynthis D30* (1mal 5 Globuli tgl.): auch stechende Schmerzen; rasches An- und Abschwellen der Schmerzen, die zum Zusammenkrümmen zwingen; seelischer Kummer oder Ärger .

Nasenbluten

Bei häufigem, grundlos auftretendem Nasenbluten liegt meist eine erbliche Belastung vor. Auch ein hoher Blutdruck kann die Ursache von plötzlichem Nasenbluten sein, da sich der Körper auf diese Weise von dem Druck befreien möchte.

Therapievorschläge:

Normalfall:	*Phosphorus D200* (1 Gabe monatlich); wenn notwendig Phosphorus D30 (1mal 5 Globuli wöchentlich) nach Absprache mit einem Homöopathen

bei dunkelroten Blutungen:	*Crocus D4* (3mal 5 Globuli tgl.): auch bei starken Stimmungsschwankungen
bei hellroten Blutungen:	*Millefolium D2* (3mal 5 Globuli tgl.): auch nach Verletzungen
im Zuge von Infektionen:	*Natrium nitricum D30* (1mal 5 Globuli tgl.): vor allem, wenn sie im Nasenraum auftreten und vor Fieberbeginn.

Nervosität

Nervosität kann äußere und innere Ursachen haben. Sie kann die Begleiterscheinung eines gestörten Stoffwechsels, aber auch durch psychische Belastung, schlechte Ernährungs- und Lebensgewohnheiten sowie durch erbliche Belastungen hervorgerufen sein. Diese Faktoren muß man abklären, um eine wirkliche Änderung erzielen zu können.

Je nach Ursache sind ganz unterschiedliche Vorgehensweisen bei der Behandlung nötig. Eine gestörte Verdauung zum Beispiel erzeugt so viele hochgiftige Stoffe, daß sie einen Menschen bis zu Depression und Psychose treiben kann. In diesem Fall muß die Darmflora saniert und das Gift ausgeleitet werden. Handelt es sich jedoch um eine psychische Labilität aufgrund erblicher Belastungen, muß man mit einem gut gewählten Konstitutionsmittel in Hochpotenz (nur vom Homöopathen!) versuchen, Stabilität zu erreichen.

Therapievorschläge:

zur Vorbeugung:	*Valeriana D30* (1mal 5 Globuli tgl.)
Reizbarkeit und Zittern:	*Valeriana D30* (3mal 5 Globuli tgl.): auch Stimmungsschwankungen, Überempfindlichkeit, Schlaflosigkeit
bei großer Unruhe:	*Zincum valerianum D4* (3mal 5 Globuli tgl.): muß ständig die Füße bewegen, anfallsweise Kopfschmerzen mit Bohren und Stechen

| bei nervlicher Erschöpfung: | *Acidum phosphoricum D6* (3mal 1 Tablette tgl.): geistige und psychische Überforderung, Gedächtnisschwäche und Verzweiflung. |

Neurodermitis

Neurodermitis ist eine immer häufiger auftretende Hauterkrankung, die in fast allen Fällen stoffwechselbedingt ist. Sie äußert sich in kleinen Bläschen oder Rötungen, die austrocknen und Hautrisse entstehen lassen. Wegen des starken Juckreizes kann dies zur Verzweiflung treiben. Bei häufigem Kratzen beseitigt man leicht die Haut, so daß an manchen Stellen das rohe Fleisch zum Vorschein kommt. Bei einer Behandlung muß als erstes die zugrundeliegende Stoffwechselstörung reguliert werden. Daneben gilt es, die stets damit verbundenen Stuhlprobleme zu beseitigen, ganz gleich, ob es sich um Verstopfung oder Durchfall handelt.

Unter diesem Gesichtspunkt wird man verstehen, daß es keinen Sinn hat, eine Neurodermitis mit Salben zu behandeln. Die Folge einer solchen Behandlung, bei der man die Beschwerden von der Haut weg in den Körper hinein drängt, könnte das Auftreten innerer Erkrankungen wie Asthma, chronische Colitis oder anderer Organstörungen sein. Außerdem kann man bei Menschen, die über lange Zeit cortisonhaltige Salben verwendet haben, eine tiefgreifende Veränderung an der Haut beobachten: Sie wird pergamentartig und dünn, springt leicht auf und läßt Lymphflüssigkeit austreten.

Zudem hemmt eine Cortisonbehandlung die Produktion körpereigenen Cortisons, das auf die Immunreaktion, auf die Entzündungsbereitschaft sowie auf die Fähigkeit, Streß zu bewältigen, einwirkt. Die mit Cortison künstlich gesetzte Störung ist nicht nur sehr nachteilig für die Heilungschancen mit biochemisch-homöopathischen Mitteln, sondern behindert auch alle herkömmlichen Methoden. Generell gilt: Je weniger Cortison der Mensch nimmt, desto unbelasteter ist er und desto schneller erfolgt eine Heilung. Obwohl Cortison in lebensbedrohlichen Situationen schnell und hervorragend wirkt, sollte es nicht zur Dauertherapie verwendet werden.

Eine Behandlung der Neurodermitis muß stets von einem erfahrenen Therapeuten durchgeführt werden. Dabei stehen an erster Stelle die

Regulierung und Sanierung des Darms und des Stoffwechsels der Aminosäuren. Sie können darüber hinaus selbst aktiv werden und die Behandlung mit einer Diät begleiten:

Verzichten Sie auf Weißzucker, Konservierungs-, Farb- und Süßstoffe, auf gezuckerte Nahrungsmittel und Getränke, auf Schweinefleisch (das schlecht aufgespalten wird und viele entzündungsfördernde Stoffe enthält) sowie Kuh- und Dosenmilch. Alle diese Nahrungsmittel sind stark säuernd und belasten durch ihre Abbauprodukte die Ausscheidungsorgane, zu denen auch die Haut gehört. Es liegt nahe, daß sich dadurch auch der pH-Wert ins saure Milieu verschiebt. Mit einer möglichst frisch zubereiteten Nahrung, die viel Rohkost und Ballaststoffe, wenig tierisches Eiweiß und viel dünnen, stoffwechselaktivierenden Tee enthält, erreicht man eine Verschiebung des pH-Wertes in den Normbereich.

Therapievorschläge:

Für eine medikamentöse Zusatzbehandlung sehen Sie bitte unter den Stichworten "Ekzeme" und "pH-Wert-Regulierung".

Nierenentzündung

Bei einer Nierenentzündung sollte man auf jeden Fall einen Arzt konsultieren, da die exakte Ursache aus einer ganzen Reihe von Möglichkeiten herausgefunden werden muß. So kann zum Beispiel eine toxische Belastung der Niere mit Schwermetallen, eine Nierenbeckenentzündung oder eine Entzündung der Nierenkörperchen vorliegen. Je nach Befund wird der Arzt entscheiden, ob er mit Nosoden behandelt oder eventuell sogar ein Antibiotikum gibt.

Nierenerkrankungen sind meist verbunden mit Schwankungen des Blutdrucks, da die Arbeit der Niere direkt mit dem Blutdruck zusammenhängt. Bei hohem Blutdruck wird das Blut mit zu hohem Druck in die Nieren gepreßt, wodurch Nierenschädigungen verursacht werden. Bei niedrigem Blutdruck ist die Filterwirkung der Niere unzureichend: Giftstoffe können nicht ausgeschieden werden und verbleiben im Blut, und man kann nur wenig Wasser lassen. Zu einer Belastung der Niere kann es auch kommen, wenn die Leber unzureichend arbeitet oder die Darmflora falsch zusammengesetzt ist.

Therapievorschläge:

Hauptmittel:	*Solidago in der Urtinktur* (3mal 5 Tropfen tgl.), *Phosphorus D12* (1mal 5 Globuli tgl.) und *Apis D4* (3mal 5 Globuli tgl.): als erste Hilfe bei Nierenschmerzen gleichzeitig einnehmen
zusätzlich:	Blasenmittel (-> Blasenentzündung)
nach Einnahme von Antibiotika:	*Sulfur D4* (3mal 5 Globuli tgl.): eventuell auch das homöopathische Antibiotikum *Lachesis D12, Pyrogenium D15* und *Echinacea D5*; 3mal 10 Tropfen tgl.

Nikotinvergiftung

Eine Erkrankung durch Tabakrauch trifft nicht nur Raucher, sondern auch diejenigen, die gezwungen sind, ständig passiv mitzurauchen. Die Symptome reichen von Übelkeit, Schwindel, Blässe, Erbrechen, eisiger Kälte und Schweiß bis zu Herzrhythmusstörungen, Beklemmungsgefühlen und Atemnot. Jeder Raucher sollte sich angesichts der Beschwerden, die ihn früher oder später erwarten, wirklich fragen, ob er nicht zu Gunsten seiner Gesundheit auf diese Angewohnheit verzichten will.

Rauchenden Menschen sind meistens nervös und bekommen mit der Zeit massive Durchblutungsstörungen, die bis zum "Raucherbein" führen, das in einem gewissen Stadium amputiert werden muß. Darunter leidet dann die Lebensqualität mit Sicherheit. Bei Multipler Sklerose und Lateral-Sklerose ist ein Rauchverbot absolutes Muß, sonst zeigt eine Therapie überhaupt keinen Erfolg.

Eine Möglichkeit der Raucherentwöhnung bietet die Akupunktur: Drei Punkte, nämlich der »Lungenpunkt« im Ohr, »Kreislauf 6« an der Innenseite zwischen Hand und Unterarm und »Lunge 7« rechts und links (auf der Daumenaußenseite nach dem Gelenkköpfchen) müssen stimuliert werden. Beseitigen Sie vorher auf jeden Fall auch die Reversblockade.

<u>Therapievorschläge:</u>

zur Entwöhnung: *Tabacum D6* (3mal 1 Tablette): mindestens 2 Wochen lang, danach *Tabacum D30* (1mal in der Woche) und danach *Tabacum D200* (1mal im Monat) zum Ausleiten von Tabakbelastungen, letzteres nach Absprache mit einem Therapeuten

bei starkem Verlangen nach Zigaretten: *Caladium D200* (1mal monatlich 1 Gabe)

Die medikamentöse Empfehlung gilt auch für Menschen, die durch passives Rauchen oben erwähnte Symptome entwickelt haben, vor allem, wenn noch migräneartige Kopfschmerzen und Seekrankheit hinzukommen sollten.

Ohrenschmerzen

Bei beginnenden Ohrenschmerzen hat sich folgendes Hausmittel bewährt: Man erhitzt Salz (ohne Wasser, Öl oder ähnliches) in einer Pfanne und füllt es in ein Säckchen oder einen Waschlappen, der dann auf das entsprechende Ohr gelegt wird. Man muß darauf achten, daß es nicht zu heiß ist und Verbrennungen verursacht. Das Salz beruhigt die Schmerzen, fördert die Durchblutung und damit den Heilungsprozeß.

<u>Therapievorschläge:</u>

Hauptmittel im beginnenden Stadium: *Ferrum phosphoricum D12* (3mal 5 Globuli), *Chamomilla D30* (1mal 5 Globuli) und zusätzlich *Otitis media Injeel-Ampullen* (1mal 1 Ampulle tgl.) mindestens 3 Tage lang trinken oder in etwas Wasser geben und so trinken

Da Ohrenschmerzen häufig als Begleiterscheinung anderer Erkrankungen des Nasen- und Rachenraumes auftreten, bitte ich Sie, unter dem entsprechenden Stichwort nachzulesen. Hier nur einige häufig angezeigte Mittel:

Verschlechterung nachts mit Schweiß:	*Mercurius iodatum D6* (3mal 1 Tablette tgl.): auch bei fortgeschrittenem Prozeß mit Schwellung der regionären Lymphdrüsen; Mandelentzündung
gesamte Schleimhaut rot und geschwollen:	*Kalium fluoratum D6* (3mal 1 Tablette tgl.): auch bei Geschwürneigung, Schwerhörigkeit, Wasser hinter dem Trommelfell
bei zusätzlichen Augen- oder Zahnschmerzen:	*Plantago major D6* (3mal 5 Globuli tgl.): stechender Ohrenschmerz, kann von einem Ohr zum anderen ziehen; verbunden auch mit Blasenstörungen
weinerliche, durstlose, fröstelige Patienten:	*Pulsatilla D4* (3mal 5 Globuli tgl.): reichlich Absonderungen (Nase, Augen); kann auftreten mit Bauchschmerzen, trokkenem Husten
bei chronischer Anfälligkeit:	*Silicea D10* (3mal 5 Globuli tgl.): magere, schlaffe, schlecht entwickelte Patienten; große Empfindlichkeit gegen Zugluft; fröstelig, kalte Hände und Füße mit Schweiß.

Reisekrankheit

Therapievorschläge:

Hauptmittel:	*Petroleum D12* (1mal 5 Globuli): vor der Reise
bei vorherrschendem Schwindelgefühl:	*Cocculus D30* (1mal 5 Globuli): vor der Reise

Rückenschmerzen

Hierbei sind Rückenschmerzen gemeint, die durch Verkühlung, psychische oder physische Überanstrengung oder durch einseitige Überbeanspruchung entstanden sind. Jede andere Ursache sowie Schmerzen, die sich durch nichts beeinflussen lassen, müssen von einem kompetenten Arzt abgeklärt werden.

Es gibt viele chronische Arten von Rückenschmerzen, die ständig in leichtem Ausmaß vorhanden sind und deren Ursache nicht in Knochen- oder Bandscheibendeformationen liegen. Meist ist die Ursache eine Schiefstellung des Beckens, die auch in ungleich langen Beinen ihren Ausdruck findet. Die falsche Stellung des Beckens kann ihrerseits mehrere Ursachen haben, ist aber in der Mehrzahl der Fälle durch eine entsprechende Neuraltherapie oder gezielte Chiropraktik auf dem Reflexweg beeinflußbar. Es ist also nicht ratsam, sich gleich mit Schuh- einlagen zu versorgen.

Bei allen angeführten Ursachen ist dringend anzuraten, die Rücken- muskulatur regelmäßig durch Schwimmen, gezielte Gymnastik, oder Turnübungen zu trainieren. Die Muskulatur des Rückens ist übrigens die einzige, die sich bis ins hohe Alter trainieren läßt.

Nach den Akupunkturregeln befindet sich am Rücken der Blasen- Meridian, dessen Akupunktur-Punkte mit einigen inneren Organen in Verbindung stehen. So lassen sich aus dem Ort der Rückenschmerzen Rückschlüsse auf Störungen dieser Organe ziehen. Bei Schmerzen in der Lendenwirbelsäule zum Beispiel muß man auf Ursachen im Darm achten. In diesem Bereich befindet sich auch ein Venengeflecht, das bei Frauen oft durch die Einahme der Pille oder durch andere hormonelle Ursachen gestaut ist und Schmerzen verursacht.

Therapievorschläge:

für das Venengeflecht:	*Solum uliginosum Composita Wala* (3mal 5 Globuli tgl.)
besser durch Ruhe, schlimmer durch Bewe- gung:	*Bryonia D6* (3mal 5 Globuli tgl): stechende Schmerzen; reizbare, schlechte Stimmung
besser durch Ruhe, Hitze und Druck:	*Colocynthis D6* (3mal 5 Globuli tgl.): auch bei heftig einschießenden Schmer- zen; Schraubstockgefühl; hauptsächlich in der Übergangszeit

nach Durchnässung und Überanstrengung:	*Rhus toxicodendron D6* (3mal 5 Globuli tgl.): Das Mittel kann gut im Wechsel mit *Arnica D4* (3mal 5 Globuli tgl.) gegeben werden; auch wenn nach anfänglichem Anlaufschmerz Besserung durch Bewegung erfolgt
Folgen von Verletzung:	*Arnica D4* (3mal 5 Globuli tgl.): Zerschlagenheitsschmerz, Verschlimmerung durch jegliche Bewegung und Erschütterung
nach oder bei Infektionskrankheiten:	*Eupatorium perfoliatum D4* (3mal 5 Globuli tgl.): bekannt als Knochenrenker aufgrund seiner guten Wirkung bei Glieder- und Muskelschmerzen; Zerschlagenheitsgefühl
Rückenwirbelschmerzen nach Fall oder Sturz:	*Hypericum D4* (3mal 5 Globuli tgl.): auch Erschütterung der Rückenwirbel; Verletzung der Nerven; außerordentliche Schmerzen; Verletzung des Steißbeins mit Ausstrahlung ins Rückgrat und in die Beine
Taubheitsgefühl und Ameisenlaufen:	*Gnaphalium D4* (3mal 1 Tablette tgl.): auch Ischias mit heftigen Schmerzen, Taubheitsgefühl bis zu den Zehen
schlimmer durch Bewegung, Berührung und nachts:	*Mezereum D4* (3mal 5 Globuli tgl.): Ziehen und Steifheit in den Gelenken; Frösteln; empfindlich gegen kalte Luft

Bei Verkrampfungen im Rückenbereich kann man Krampfmittel verwenden. Hilfreich ist es auch, am Ort der Schmerzen eine Ampulle des Präparates Formicain (es enthält Ameisensäure und Procain) zu quaddeln. Es wird von einem Therapeuten an der Schmerzstelle unter die Haut gespritzt, lindert die Schmerzen und ist auch für Nervenschmerzen geeignet.

Röteln

Röteln ist eine virale Infektion mit harmlosem Verlauf. Nur während der ersten drei Schwangerschaftsmonate ist diese Infektion für das Ungeborene gefährlich. Bei der Behandlung von Röteln sollte man genauso wie bei anderen viralen Erkrankungen vorgehen (-> Viruserkrankungen).

Therapievorschläge:

am Anfang der Erkrankung:	*Aconitum D30* (1mal 5 Globuli)
Fieber mit Schwitzen:	*Belladonna D6* (3mal 5 Globuli tgl.)
zum Ausleiten von Viren:	*Vincetoxinum D4* (3mal 5 Globuli tgl.): 3 Wochen lang
zur Beschleunigung der Erkrankung:	Nosode *Rubeola D12* (1mal 1 Ampulle tgl.): drei Tage lang geben; danach die Nosode *Rubeola D30* (1mal 1 Ampulle tgl., reicht für 1 Woche) und zum Abschließen der Erkrankung *Rubeola D200* (1mal 5 Globuli vom Therapeuten). Damit ist die Krankheit gut überstanden.

Scharlach

Scharlach wird von beta-hämolytischen Streptokokken verursacht und fängt wie eine Angina an. Scharlachimpfungen sind nicht bekannt. Da der Aufbau der eigenen Immunabwehr einige Zeit in Anspruch nimmt, muß die Krankheit zuerst zum Ausbruch kommen und der Ausschlag erscheinen. Erst danach kann man notfalls zu Antibiotika greifen. Wird Scharlach mit Antibiotika zu früh unterdrückt, kann er mehrmals wieder ausbrechen oder als Folge der Unterdrückung Asthma, Rheumafieber und andere Krankheiten nach sich ziehen.

Bereits bei den ersten Symptomen von Scharlach, die wie bei einer Angina aussehen, kann man alle Mittel gegen Fieber und Halsschmerzen anwenden. Scharlach sollte man nur unter ärztlicher Aufsicht behandeln, weil es als Komplikation zu Nieren- und Herzerkrankungen kommen kann.

<u>Therapievorschläge:</u>

Hauptmittel:	Scharlach-Nosode *Scarlatina D8* , *D10* und *D12* (1mal 1 Ampulle tgl. in ansteigender Reihenfolge): in den ersten Tagen der Erkrankung; danach die *Scarlatina*-Nosode D30 (1mal 5 Globuli tgl., 7 Tage lang), zum Abschluß erst die *Scarlatina*-Nosode *D200* (1mal 5 Globuli) und nach 4 Wochen noch einmal *Scarlatina D1000* (1mal 5 Globuli). Nach der *D200*-Nosode sollte man sich mit einem Halsabstrich überzeugen, ob noch beta-hämolytische Streptokokken vorhanden sind
während der ganzen Erkrankung:	das homöopathische Antibiotikum (*Lachesis D12*, *Pyrogenium D15* und *Echinacea D5*): jeweils 5 Globuli in einem Glas Wasser vermischen, davon jede Viertelstunde über den ganzen Tag trinken. In den nächsten Tagen von jedem Mittel 3mal 5 Globuli tgl. einnehmen
bei Schwellungen an der Haut:	*Apis D4* (3mal 5 Globuli tgl.)
bei Schwellung von Lymphdrüsen:	*Phytolaca D3* und *Clematis D6*: (jeweils 3mal 5 Globuli tgl.) in Mischung zusätzlich geben
bei Unverträglichkeit von Hitze:	*Ammonium carbonicum D4* (3mal 5 Globuli tgl.)

Schilddrüse

Die Schilddrüse steuert als wichtiges Kontrollzentrum mit Hilfe ihrer Schilddrüsenhormone unter anderem die Verbrennungsvorgänge im

Organismus und spricht daher auf viele Veränderungen im Stoffwechsel an. So reagiert sie zum Beispiel auf Stoffwechselgifte durch Ernährungsfehler, auf Streßsituationen, Infekte und hormonelle Umstellungen (Pubertät, Schwangerschaft, Wechseljahre, Pille). Die Arbeit der Schilddrüsenhormone wird weitgehend von der Hirnanhangsdrüse und den unbewußten Zentren im Zwischenhirn überwacht. Nur so kann man verstehen, daß seelische Erregungen einen so großen Anteil an der Entstehung von Schilddrüsenstörungen beitragen.

Ebenso wichtig ist die im Körper vorhandene Menge an Iod, das ein wesentlicher Bestandteil der Schilddrüsenhormone ist. Im Körper befinden sich zwischen 50 und 80 Milligramm Iod, wovon 15 Milligramm von der Schilddrüse für den Aufbau der Schilddrüsenhormone Thyroxin und Triiodthyronin benötigt werden. Das empfindliche Gleichgewicht zwischen den Schilddrüsenhormonen kann durch Iodmangel oder auch durch eine Überdosierung mit iodhaltigen Medikamenten gestört werden. Dies kann zu einer Schädigung der Schilddrüsenfunktion führen:

1. Überfunktion der Schilddrüse (Hyperthyreose): Grundlegende Beschwerden sind Hitzeunverträglichkeit, rotes Gesicht, Herzklopfen, Schwitzen, Schlaflosigkeit, Angstzustände und Abmagerung.

2. Unterfunktion der Schilddrüse (Hypothyreose): Erkennbar an Übergewicht, erniedrigter Hauttemperatur, verlangsamtem Puls und großer Schläfrigkeit. Ist die Unterfunktion auf einen Iodmangel zurückzuführen, so ist dies meist eine Folge falscher Ernährung und kann zu Kropf führen (zum Beispiel in den Alpenländern, wo zu wenig natürliches Iod vorkommt). Ein ernährungsbedingter Iodmangel kann durch Verwendung von iodiertem Salz ausgeglichen werden.

Mit einer Hormonbehandlung sollte man sehr vorsichtig sein. Der menschliche Körper braucht maximal 80 mg Thyroxin pro Tag. Wird dieses Hormon von außen zugeführt, muß das genaue Maß der Eigenproduktion der Schilddrüse berücksichtigt werden, damit es insgesamt nicht zu einer Überdosierung kommt. Weist der Organismus mehr als 80 mg Thyroxin pro Tag auf, entstehen Überdosierungssymptome wie Schwitzen, Herzklopfen, Angstzustände, Nervosität, Hitzeempfindlichkeit, Haarausfall, Händezittern und Gewichtsabnahme.

Therapievorschläge:

bei Überfunktion: *Lycopus D4* (3mal 5 Globuli tgl.): mindestens
3 Monate lang und *Lapis D12* (1mal 5 Globuli):
mindestens 8 Wochen lang

bei Unterfunktion: iodhaltige Homöopathika, Pflanzen oder
Mineralien geben. Dazu *Kalium iodatum D4*,
Calcium iodatum D6 (3mal 1 Tablette tgl.),
Iodum D6, (3mal 1 Tablette tgl.),
Hedera Helix D4 (3mal 5 Globuli tgl.), aber
auch *Spongia D6* (3mal 5 Globuli tgl.).
Empfehlenswert ist auch iodhaltiges Salz
zur Vorbeugung.

Schlaflosigkeit

Schlaflosigkeit kann in äußeren Ursachen, wie beispielsweise einem
Streit mit dem Partner, begründet sein. Häufiger aber ist sie nur ein
äußeres Symptom für tiefergehende innere Ursachen. An erster Stelle
stehen hier wohl seelische Belastungen, denen schlechte Ernährungs-
gewohnheiten und der Mangel an Bewegung folgen.

Immer wieder hat sich auch herausgestellt, daß ein schlecht gewählter
Schlafplatz die Ursache für Schlafstörungen sein kann. So können geo-
pathogene Zonen wie Erdstrahlen oder eine Wasserader, in deren
Bereich man schläft, andauernde Unruhe, dumpfe Kopfschmerzen und
sogar manifeste Organerkrankungen auslösen. Aber auch die zunehmen-
de elektrische Belastung in der Umgebung des Schlafplatzes behindert
in erheblichem Maße die nächtliche Erholungsphase des Körpers. Es
ist in jedem Fall empfehlenswert, die Stecker nahegelegener Geräte
während der Nacht aus der Steckdose zu ziehen. Besonders gilt dies für
Radios und Fernseher sowie die zugehörigen Antennen. Radiowecker
sind vom Schlafplatz zu entfernen.

Als beste Vorbereitung für den Schlaf haben sich kurze Spaziergänge
an der frischen Luft erwiesen, da sich durch diese Bewegung im Körper
der für den Schlaf erforderliche Stoff Serotonin bilden kann. Auch
Ruhe, Dunkelheit und Yoga-Übungen sind sehr hilfreich.

<u>Therapievorschläge:</u>

homöopathisches Schlafmittel:	*Avena sativa* Urtinktur, *Passiflora D2* und *Zinkum valerianum D4* als Tropf - mischung. Von dieser Mischung abends
	20 Tropfen einnehmen oder 20 Tropfen in ein Glas Wasser geben und schluckweise alle 10 Minuten trinken
bei lebhaften Gedanken und Herzklopfen:	*Coffea D12* (1mal 5 Globuli abends)
Schlaflosigkeit durch Gedankenflut:	*Ambra D3* (1mal 5 Globuli abends): auch bei Bauchgurgeln
Kinder wandern nachts häufig zu den Eltern:	*Calcium carbonicum D6* (3mal 1 Tablette tgl.): mindestens über 3 Monate geben; danach die Behandlung mit einer Hochpotenz (D200 oder D1000, vom Homöopathen!) dieses Mittels abschließen.

Schnupfen

Hinter einem Schnupfen, vor allem wenn er chronisch ist, kann sich eine Entlastungsreaktion des Körpers verbergen. Der Organismus versucht, Stoffwechselgifte über die Schleimhäute der Nase auszuscheiden, so daß diese ständig gereizt erscheinen. Man kennt diese Reaktion besonders bei allergischen Belastungen wie beispielsweise Heuschnupfen. Aus der chinesischen Medizin ist bekannt, daß die Nase einen Bezug zum Darm hat. Deshalb wird zum Beispiel eine ständige Reizung im Nasen-Rachenraum nicht zu beseitigen sein, solange Störungen des Darms vorliegen. Bei einem chronischem Schnupfen sollte deshalb vorsichtshalber der Darm untersucht werden. Auch erbliche Belastungen spielen eine große Rolle und können von einem Homöopathen erkannt und therapiert werden.

Therapievorschläge:

wässriger Fließ - schnupfen:	*Cepa D6* (Allium cepa, 3mal 5 Globuli tgl.): Tränenfluß; Kehlkopfkitzel
trockene Reizzustände der Nase:	*Luffa D4* (3mal 5 Globuli tgl.): Neigung zu Fließ - oder Stockschnupfen; auch bei allergischem Charakter
Absonderungen sind zäh und fadenziehend:	*Kalium bichromicum D6* (3mal 5 Globuli tgl.): chronische Entzündungen der Schleimhäute bis zur Geschwürbildung; feste, grünliche Schleimfetzen werden ausgeschneuzt; Kopfschmerzen über der Nasenwurzel
das Nebenhöhlenmittel:	*Cinnabaris D12* (2mal 5 Globuli tgl.): bei Druck an der Nasenwurzel
bei Geschwürneigung:	*Mercurius solubilis LM6* (1mal 10 Globuli tgl.): Entzündungen des Nasen-Rachen- Raums mit Geschwürneigung; Speichelfluß und Mundgeruch
bei Seitenwechsel der Beschwerden:	*Lac caninum D6* (3mal 5 Globuli tgl.): Schnupfen mit wechselseitig verstopfter Nase; typisch auch im Bereich der Mandeln und des Halses
Nasenlöcher wund:	*Hepar sulfuris D6* (3mal 5 Globuli tgl.): Katarrhe mit dicker, gelber Absonderung und schmerzhafter Schwellung der Nase
chronischer Schnupfen mit Nasenbluten:	*Natrium muriaticum D30* (1mal 5 Globuli wöchentlich): Geruchs- und Geschmacks- mangel; dünne, ätzende Absonderungen
bei Säuglingen:	*Sambucus nigra D4* (3mal 5 Globuli tgl.): trockener Schnupfen mit Schniefen und verquollener Nasenschleimhaut; meist verbunden mit reichlichem Schwitzen
bei allen allergischen Reizungen:	*Histaminum D30* (1mal 5 Globuli tgl.): zusätzlich.

Schulterschmerzen

Wenn Schulterschmerzen nicht von einem Sturz, einem Schlag oder einer Verletzung herrühren, kann man davon ausgehen, daß sie nur die Spitze des Eisbergs einer massiven Stoffwechselerkrankung sind. Die Regulation des Stoffwechsels stellt in diesem Fall auch die Hauptbehandlung dar.

Da an der Schulter der Darm-Meridian verläuft, sollte man bei Schmerzen in diesem Bereich überprüfen, ob der Darm in Ordnung ist. In der Schultermitte befindet sich der »Dreifache Erwärmer«, der Meridian, der für die Drüsen zuständig ist. Bei Verspannungen im Nacken sind häufig Entzündungsherde an den Mandeln oder im gynäkologischen Bereich die Ursache. Hier haben sich alle entzündungshemmenden Mittel bewährt. Zur Unterstützung einer medikamentösen Therapie, vor allem bei der Schmerzlinderung, ist die Akupunktur sehr hilfreich.

Therapievorschläge:

rheumatischer Schmerz auf der rechten Seite:	*Ferrum phosphoricum D12* (2mal 5 Globuli tgl.): Schulterschmerz rheumatischer Art, vor allem rechts
ausstrahlend in linken Arm und Hand:	*Ferrum metallicum D12* (2mal 5 Globuli tgl.): Schulterschmerz meistens an der linken Seite, teilweise ausstrahlend in Arm und Hand
besondere Belastung der linken Schulter:	*Pulsatilla D4* (3mal 5 Globuli tgl.): Reißen und spannende Schmerzen, häufig wechselnd
bei Knochenauswüchsen, Knochenhautentzündung:	*Hekla Lava D4* (3mal 1 Tablette tgl.): auch bei Neuralgien.

Schuppenflechte (Psoriasis)

Diese Erkrankung ist Ausdruck einer schweren Stoffwechselentgleisung und zu einem hohen Prozentsatz durch erbliche Belastung bedingt. (-> Ursachen von Stoffwechselstörungen). Sie tritt immer in Schüben auf und gehört in die Hände eines erfahrenen Therapeuten. Biochemisch gesehen handelt es sich um einen Ausfall der zwei Stoffwechsel-Zwischenprodukte Fumar- und Apfelsäure in der Haut, da ein wichtiges Enzym fehlt. Dazu kommen eine Anhäufung von Harnsäure, die sich in weißen Schuppen äußert, und eine Fehlsteuerung des Cholesterin-Stoffwechsels in der Wandung der Zellen.

Die häufig als Therapie durchgeführte Zufuhr hoher Gaben Fumarsäure zeigt zwar eine Wirkung auf die Haut, hat aber viele Nebenwirkungen und stört vor allem den gesamten Zitronensäurezyklus. Zur Eigenbehandlung können meines Erachtens nur Mittel empfohlen werden, die Schadstoffe ausleiten und damit den Stoffwechsel aktivieren.

Therapievorschläge:

für Leber, Galle und Niere:	*Berberis D3* (3mal 5 Globuli tgl.)
zur Umstimmung und Abwehrsteigerung:	*Echinacea Urtinktur* (3mal 10 Tropfen tgl.)
Hauptlebermittel:	*Carduus marianus D2* (3mal 5 Globuli tgl.)
Hauptgallenmittel:	*Chelidonium D3* (3mal 5 Globuli tgl.)
Lymph- und Drüsenmittel:	*Phytolacca D3* (3mal 5 Globuli tgl.)
gegen Schuppen:	*Acidum uricum D6* und *Lithium carbonicum D6*: in einer Mischspritze jeden Tag spritzen oder die Ampullen nach Anweisung trinken.

Schwellung

Schwellungen können verursacht werden:

* lokal nach Stich, Verletzung, Entzündung und bei Asthma
* durch Herzbeschwerden, dabei erstrecken sie sich meist von den Füßen beginnend zum Rumpf
* durch Nierenerkrankungen; meist sind die Füße am Abend geschwollen oder es tritt Schwellung unter den Augen auf (schwache Niere)
* durch Krampfadern, weil die Durchlässigkeit der Gefäßwände erhöht ist
* bei Leberstörungen; es schwillt der Bauch an
* durch eine Infektion; die lymphatischen Bahnen sind betroffen
* durch allergische Reaktion

Je nach Ursache sind eventuelle Organstörungen zuerst zu behandeln.

Therapievorschläge:

Bei Anschwellung: *Kalium chloratum D4* (= *Kalium muriaticum*, 3mal 5 Globuli tgl.): auch bei Gelenkschwellung

geschwollene Beine: *Serum anguillae Dil. D4* (3mal 5 Tropfen tgl.)

Je nach Ursache sind auch zu empfehlen: bei Entzündungen entzündungshemmende Mittel, bei Insektenstichen die Mittel gegen Insektenstiche, bei Herzbeschwerden die Mittel zur Herzstärkung.

Schwindel

Schwindel kann mehrere Ursachen haben und die Behandlung des Grundleidens sollte an erster Stelle stehen. Erkrankungen von Augen, Ohren, Wirbelsäule und Gefäßen können dafür verantwortlich sein.

Therapievorschläge:

bei niedrigem Blutdruck: *Arnica D30* (1mal 5 Globuli tgl.) und *Veratrum D4* (3mal 5 Globuli tgl.)

bei Herzschwäche und Herzklopfen:	*Veratrum D4* (3mal 5 Globuli tgl.): auch bei Atemnot und Ohnmacht
mit Übelkeit und Erbrechen:	*Therodion D12* (2mal 5 Globuli tgl.): treten bei der geringsten Bewegung auf, besonders beim Augenschließen
beim Hinlegen und Drehen des Kopfes:	*Conium D12* (2mal 5 Globuli tgl.): Schwindel auch beim Umdrehen im Bett, beim Drehen der Augen, Schwäche von Körper und Geist, Zittern, Herzklopfen
bei älteren, schwachen Menschen:	*Gelsemium D4* (3mal 5 Globuli tgl.): Schwindel, Benommenheit, Betäubung und Zittern, Muskelschwäche, Hinterkopf - schmerz
Muskelkrämpfe mit Durchblutungsstörungen:	*Secale cornutum D12* (2mal 5 Globuli tgl.)
bei Angst und Unruhe:	*Sabatilla D6* (3mal 1 Tablette tgl.): auch Schwindel mit Gefühl des Umherwirbelns; schwarz vor Augen; Ohnmachtsgefühl; Beklemmung und Spannung in der Brust
bei Erschöpfung und Kräfteverfall:	*Antimonium tartaricum D6* (3mal 5 Globuli tgl.): auch bei Schwindel mit Benommenheit; Kreislaufversagen
erbliche Belastung, Gefäßsituation:	*Luesinum D200* (1mal 5 Globuli monatlich) nur vom Homöopathen!

Sodbrennen

Sodbrennen ist meist Zeichen einer Übersäuerung des Körpers und äußert sich in einem Überschuß an Magensäure. Dabei stellt sich ein ätzendes, brennendes Gefühl in der ganzen Speiseröhre ein. Bei Sodbrennen sollte der Therapeut unbedingt den Säurehaushalt regulieren und als zusätzliche Maßnahme säurebindende Mittel geben, am besten eine Hochpotenz von Natrium (je nach Konstitution Natrium muriaticum, Natrium phosphoricum oder Natrium carbonicum).

<u>Therapievorschläge:</u>

Hauptmittel:

Robinia D4 (jede Viertelstunde 1 Tablette):
bis zum Verschwinden der Beschwerden;
sonst Calciumpräparate je nach dem
Konstitutionstyp

fällt nach vorne
beim Augenschließen:

Magnesium phosphoricum D6 (3mal 1 Tab-
lette tgl.): Schluckauf mit Würgen; Tag und
Nacht Durst auf sehr kalte Getränke;
Schwindel bei Bewegung

Schleimhäute trocken:

Alumina D6 (3mal 5 Globuli tgl.).

Venenleiden

Diese weit verbreitete Krankheit ist auf eine Gefäß- oder Bindege-
websschwäche zurückzuführen, die auch erblich bedingt sein kann.
Außerdem machen sich gerade an den Gefäßen Ernährungsfehler und
Belastungen durch Genußmittelmißbrauch und Umweltgifte bemerkbar. Deshalb bringt eine vernünftige fleischarme, vegetarische Ernährung große Erleichterung, wenn nicht gar Heilung.

Bedingt durch eine überwiegend sitzende Lebensweise und den damit
verbundenen Bewegungsmangel, kommt es häufig schon frühzeitig zu
einer Erweiterung der Venen in den unteren Extremitäten und zu Stauungen im Beckenbereich. Dies ist oft die Ursache für Rückenschmerzen,
Hämorrhoiden und Verstopfung, sogar Störungen im Geschlechtsbe-
reich können hervorgerufen werden. Typisch ist auch eine Leberbelastung, die den sogenannten "Venenstau" hervorruft. Dabei handelt es
sich um eine Venenwandschwäche, bei der die Elastizität der Venen-
wände herabgesetzt ist, manchmal arbeiten auch die Venenklappen
nicht mehr richtig. Der Zustand der Venen kann durch Schwangerschaft,
langes Stehen und Hormonpräparate verschlechtert werden.

Zur Vorbeugung empfehlen sich folgende Maßnahmen: Gefäßgym-
nastik, Wechselgüsse nach Kneipp, Schwimmen, viel Bewegung,
Hochlagern der Beine, gezielte Bein- und Beckengymnastik, Rohkost
und ballaststoffreiche Nahrungsmittel, Gewichtsreduktion und das
Meiden von Alkohol und Nikotin.

<u>Therapievorschläge:</u>

bei akuter Entzündung: *Lachesis D30* : von einem Arzt oder Therapeuten intravenös spritzen lassen; nachfolgend eine Eigenblutspritze mit Echinacea, intramuskulär verabreicht

zur Verbesserung der Gefäßsituation: *Ruta D6* (3mal 5 Globuli tgl.): zur Stärkung der Venenwand und bei Venenstauungen

bei Hämorrhoiden: *Aesculus hippocastanum D3* (3mal 1 Tablette tgl.): auch bei venösen Stauungen; bei Trägheit der Leber und Verstopfung; Ermüdung und Schmerzen des Rückens; trockene, geschwollene Schleimhäute und Erweiterung der Rachenvenen

blutende Hämorrhoiden: *Hamamelis Urtinktur oder D2* (3mal 10 Tropfen tgl.): auch bei Prellungsschmerz an der befallenen Stelle

Neigung zu Blutungen: *Arnica D6* (3mal 5 Globuli tgl.): ein Muskeltonikum; wirkt auf erschlaffte Blutgefäße; nach Verletzungen

bei Krampfadern und vergrößerten Venen: *Calcium fluoratum D6* (3mal 1 Tablette tgl.): auch ein starkes Mittel für steinharte Drüsen

Weil in allen Fällen die Leber beteiligt ist, sollte man stets zusätzlich ein entsprechenes Mittel für die Leber einnehmen.

Verbrennungen

Bei jeder Art von Verbrennung ist als erste Maßnahme zu empfehlen, die verbrannte Stelle in kaltes Wasser zu halten. Von anderen Hausmitteln, beispielsweise Fett oder Salz, rate ich ab. Bei schweren Verbrennungen (2. und 3. Grades) muß schon wegen der Schockgefahr ein Arzt oder Therapeut aufgesucht werden.

Erste Hilfe: *Cantharis D4* (alle 10 min 5 Globuli):
1 Tag lang

weitere Mittel: *Causticum D6* (3mal 5 Globuli tgl.)
Arsenicum D30 (1mal 5 Globuli tgl)

zusätzlich: entzündungshemmende Mittel .
Cutis suis Injeel (1 Ampulle tgl.)

Salben: *Rescue Remedy-Salbe* (zum Auftragen) hat
sich bewährt bei allen Verbrennungen, die
nicht ärztlicher Behandlung bedürfen.

Verletzungen

Therapievorschläge:

bei Sportverletzungen: *Arnica D12, Hypericum D4* und *Ruta D6* (3mal
10 Tropfen tgl.): die bewährte Tropfmischung,
in ein 30 ml-Fläschchen je 10 ml geben,
gehört in jede Notfallapotheke

bei allen Verletzungen: *Arnica D30* (1mal 5 Globuli tgl.): bei
Verletzungen mit Blutungen; Folgen von
Überanstrengung, Übermüdung, Zerrungen,
Verrenkungen, Blutergüssen; vorbeugend
vor einem Besuch beim Zahnarzt

bei Knochenbrüchen: *Symphytum D3* (3mal 5 Globuli tgl.) und
Arnica D30 (1mal 5 Globuli tgl.): so
heilt der Bruch viel schneller; verwendbar
auch bei Knochenhautentzündungen,
Verrenkungen und Verstauchungen

bei Nervenschmerzen: *Hypericum D4* (3mal 5 Globuli tgl.): auch
bei Nervenquetschungen; nach Verletzung
oder Operation

Beschwerden mit Knochen, Sehnen, Gelenken:	*Ruta D6* (3mal 5 Globuli tgl.): Hauptwirkung auf Knochen, Sehnen und Gelenke; kann mit allen anderen Mitteln im Wechsel gegeben werden
bei Schockzuständen oder Verletzungen:	*Rescue Remedy* -Tropfen oder Salbe, eine sehr gute Mischung aus Bachblüten, die man immer griffbereit haben sollte

Verstopfung

Viele der Ursachen für Verstopfung sind sicherlich durch unsere Lebensweise bedingt: Ballaststoffarme Ernährung (die im Dickdarm keinen Bewegungsreiz mehr auslösen kann), gestörte Entleerung (zum Beispiel durch Unterdrückung oder ungewohnte Umgebung), Medikamente (die sich auf den Magen-Dickdarm-Reflex auswirken) oder aber nervlich bedingte Verkrampfungen des Verdauungstraktes. Aus biochemischer Sicht ist bei Verstopfungen der Ausfall von Serotonin auffällig, ein Stoff, der unter anderem für die Bewegungs- und Entspannungsphasen des Darmes eine Rolle spielt.

Zur richtigen Entleerung des Darms sind einerseits der mechanische Reiz, andererseits die Darmbakterien wichtig. Den mechanischen Reiz übt die Darmfüllung aus, deren Wirksamkeit man mit Ballaststoffen wie Haferflocken und anderen vollwertigen Getreideprodukten, Obst und Gemüse verbessern kann. Beim Ausfall oder der krankhaften Vermehrung von bestimmten Darmbakterien kommt es zu recht unterschiedlichen Störungen, zum Beispiel zur Gasbildung bei zu vielen Clostridien.

Eine Verstopfung kann auch von einer ererbten Organschwäche herrühren. Dabei ist der Darm nicht in der Lage, bestimmte Mineralstoffe aufzunehmen oder bestimmte Verdauungsprozesse zu regulieren. Als Folge lagern sich an der Darmwand Giftstoffe ab, die über die Darmlymphe auf den ganzen Körper verteilt werden können. Diese Gifte belasten nicht nur die Leber (die sie entgiften muß), sondern durchqueren manchmal auch die ansonsten fast undurchdringliche Blut-Hirn-Schranke und können so Depressionen oder andere psychische Störungen hervorrufen.

Um einen erkrankten Darm zu heilen, muß man eine umfassende und gezielte Therapie vornehmen, deren Durchführung Sie einem erfahrenen Therapeuten überlassen sollten. Wenn Sie jedoch unter akuten Problemen leiden, hier einige Ratschläge für die Zeit bis zu einer umfassenden Behandlung:

Therapievorschläge:

für die Übergangszeit:	*Aloe D2* (3mal 1 Tablette tgl.) und *Rheum D2* (3mal 1 Tablette tgl.)
bei Koliken mit eingezogenem Bauch:	*Plumbum metallicum D12* (2mal 5 Globuli tgl.)
Verstopfung ohne jeglichen Drang:	*Alumina D6* (3mal 5 Globuli tgl.): auch bei trockenen Stühlen
Gefühl einer Kugel im Enddarm:	*Sepia D12* (2mal 5 Globuli tgl.): auch bei großen, harten Stühlen
Verstopfung folgt nach nervlicher Belastung:	*Nux vomica D6* (3mal 5 Globuli tgl.)

Viruserkrankungen

Viren sind die kleinsten bekannten Krankheitserreger und werden meistens über Tröpfcheninfektion übertragen. Sie dringen direkt in menschliche Zellen ein, um sich dort zum Teil über lange Zeit zu verbergen. Dies ist auch der Grund, warum man sie mit Antibiotika nicht bekämpfen kann. Lediglich bakterielle Begleiterkrankungen können auf diese Weise behandelt werden. Die wichtigste Maßnahme bei einer Viruserkrankung ist die Unterstützung des körpereigenen Immunsystems und die Ausleitung von Stoffwechselschlacken.

Viruserkrankungen sind meistens von hohem Fieber mit Temperaturen von etwa 39 bis 40 Grad Celsius begleitet. Bei solchen Temperaturen werden viele Viren bereits vernichtet. Diese Reaktion des Körpers auf das Eindringen des Erregers ist also sinnvoll und man sollte nicht gleich versuchen, das Fieber zu unterdrücken, da man damit die am meisten wirksame Waffe verliert. Leider gibt es auch heute noch genügend Patienten und sogar Ärzte, die Fieber mit allen verfügbaren Mitteln unterdrücken wollen. Leider zeigt die Erfahrung, daß in solchen Fällen immer Komplikationen auftreten. Wenden Sie sich deshalb für die Überwachung der Krankheit an einen kompetenten Therapeuten.

Therapievorschläge:

das wichtigste Mittel: *Vincetoxinum D4* (3mal 5 Globuli tgl.):
                           2 Wochen lang; zur Ausleitung von Viren
                           aus dem Körper

Zusätzlich braucht man unbedingt die dem Krankheitsfall entsprechenden Nosoden, bei Grippe beispielsweise die Grippe-Nosode. Für andere virale Erkrankungen gibt es ebenfalls geeignete Nosoden: Herpes simplex, Herpes zoster, Herpes progenitalis und andere. Die Stärke der Nosode sollte vom Therapeuten bestimmt werden.

Warzen

Warzen treten wahrscheinlich im Leben eines jeden Kindes irgendwann einmal auf. Sie sind meist die Folge von Viren, die während einer wachstumsbedingten, vorübergehenden Schwäche des Immunsystems diese Hauterscheinungen verursachen. Mit der Erstarkung des Immunsystems verschwinden auch die Warzen wieder. Das Auftreten von Warzen wird durch erbliche Faktoren begünstigt, die mit der Nosode Medorrhinum von einem Therapeuten beseitigt werden können.

Therapievorschläge:

eiternde Warzen: *Causticum D6* (3mal 1 Tablette tgl.):
                           harte, hornige und entzündete eiternde
                           Warzen; bei frösteligen Menschen

mit rotem Hof:	*Thuja D4* (3mal 5 Globuli tgl.): Warzen glatt oder rissig, fleischig und sehr empfindlich; Fingernägel und Haare brüchig, spröde, brechen leicht; zusätzlich Thuja in Urtinktur direkt auf die Warze tropfen
sehr schmerzhaft:	*Antimonium crudum D6* (3mal 1 Tablette tgl.): hornartige Verdickungen; Hühneraugen
Warzen, Leberflecke, Muttermale:	*Horvi C-33* (3mal 6 Tropfen tgl.): ein Fertigpräparat
Jucken und Stechen in Hautwarzen:	*Acidum nitricum LM6* (2mal 10 Globuli tgl.): Haut neigt zu Einrissen und Wundheit; meist verbunden mit Verdauungsstörungen.

Wetterfühligkeit

Therapievorschlag:

bei Beschwerden durch Wetterumschlag:	*Rhododendron D6* (3mal 1 Tablette tgl.): über längere Zeit (3 Monate) einnehmen.

Windpocken

Windpocken ist eine Virus-Erkrankung, bei der es zu einem unangenehmen Jucken der Pusteln kommt. Zur Linderung des Juckreizes kann man neutrale Salben aus weißem Puder benutzen.

Therapievorschläge:

Ausleitung von Viren:	*Vincetoxinum D4* (3mal 5 Globuli tgl.): während der ganzen Zeit einnehmen
Fieber ohne Schwitzen:	*Aconitum D30* (1mal 5 Globuli tgl.)
Fieber mit Schwitzen:	*Belladonna D6* (3mal 5 Globuli tgl.)

bei ständigem Juckreiz:	*Histaminum D30* (1mal 5 Globuli tgl.) oder *Rhus toxicodendron D6* (3mal 5 Globuli tgl.): bei Bläschen
Kindern, die sich nicht anfassen lassen:	*Antimonium crudum D6* (3mal 1 Tablette tgl.): auch wenn sie während der Krankheit an die Eltern klammern
bei Husten:	*Antimonium tartaricum D6* (3mal 1 Tablette tgl.)
während der Erkrankung:	*Windpocken (Varicella) D30* (1mal 5 Globuli tgl.): drei Tage lang einnehmen; nach 10 Tagen *Varicella D200* (1mal 5 Globuli, 1 Gabe) und nach 6 Wochen *Varicella D1000* (1mal 5 Globuli, 1 Gabe)
am Ende der Krankheit:	*Sulfur D200* (1mal 5 Globuli), von einem Homöopathen verabreicht

Wutanfälle (-> Hysterische Störungen)

Zahnschmerz und Zahnkaries

Selbstverständlich kann eine homöopathische Behandlung den Zahnarzt nicht ersetzen. Bei Zahnbeschwerden ist deshalb zur Klärung der Ursachen sowie zur Durchführung einer Behandlung ein Arztbesuch unerläßlich. Doch kann die Homöopathie zur Beschleunigung der Heilung nach Eingriffen, bei langwierigen entzündlichen Prozessen und bei der Kariesprophylaxe Wesentliches beitragen. Solange bei der Kariesvorbeugung mit Fluorpräparaten oder Fluor im Trinkwasser keine endgültige Klarheit herrscht, sollten Sie auf jeden Fall die unschädliche homöopathische Methode wählen.

Therapievorschläge:

vor dem Zahnarztbesuch:	*Arnica D30* (1mal 5 Globuli, 1 Gabe)
akute Zahnmarkentzündung (Pulpitis):	*Akute Pulpitis Nosode D3* (1mal 1 Ampulle, 1 Gabe): auch bei Zahnschmerz

201

bei Parodontose:	*Lycopodium D3* (3mal 5 Globuli tgl.) und *Symphytum D3* (3mal 5 Globuli tgl.): über mindestens 3 Monate
Vorbeugung gegen Karies:	*Calcium fluoratum D6* (1mal 5 Globuli tgl.): im wiederholten Wechsel von 7 Wochen Einnahme und 7 Wochen Pause

Bei Entzündung und Eiterung können auch die hierzu empfohlenen Mittel verwendet werden.

Kleines Lexikon medizinischer Fachausdrücke

Acetylcholin	= ein Überträgerstoff zwischen Nervenzellen (Neurotransmitter)
Adipositas	= Fettsucht
Allopathie	= Bezeichnung Hahnemanns für die der Homöopathie entgegengesetzten Heilmethoden, also die Schulmedizin
Anamese	= Krankheits-Vorgeschichte
Antigen	= krankmachender Fremdstoff, beispielsweise Erreger und ihre giftigen Ausscheidungen
Biosynthese	= Aufbau von chemischen Verbindungen in lebenden Zellen
Darmflora	= Gesamtheit aller Darmbakterien
Darmmilieu	= Darmverhältnisse
Darmsanierung	= Aufbau normaler Verhältnisse im Darm
degenerativ	= Ersatz gesunden Gewebes durch minderwertiges
Dysbakterie	= krankmachende Zusammensetzung von Bakterien im Darm
Dysbiose	= eigentlich: "gegen das Leben gerichtet", wird verwendet wie Dysbakterie
Gastritis	= Magenschleimhaut-Entzündung
Herdsanierung	= Wiederherstellung eines räumlich begrenzten Krankheitsprozesses
Histidin	= eine der etwa 20 Aminosäuren
Homöostase	= Gleichgewicht
Ileozökalklappe	= Schleimhautfalte an der Mündung des Dünndarms in den Dickdarm
Immunsystem	= Abwehrsystem des Körpers aus Milliarden von einzelnen Abwehrzellen (Immunzellen)
Katalysator	= chemische Substanz, die ohne selbst verändert zu werden chemische Reaktionen beschleunigt
Myelinscheide	= Markscheide der peripheren Nerven
Pankreas	= Bauchspeicheldrüse
pathogen	= Mikroben mit infektiösen Eigenschaften: krankheitserregend, krankmachend
pathologisch	= krankhaft
Peptid	= Eiweiß (meist mit wenigen Aminosäuren)
Peristaltik	= wurmförmig fortschreitende, rhythmische Bewegung des Verdauungstrakts

203

physiologisch	= den normalen Lebensvorgängen entsprechend
Polypeptid	= Eiweiß, aus vielen Aminosäuren zusammengesetzt
pränatal	= vor der Geburt
Puffer	= Substanzen, die den Säurewert einer Flüssigkeit konstant halten
Redoxpotential	= meßbarer Energieunterschied zwischen zwei Stoffen bei der Elektronenübertragung
Reflex	= unbewußtes Zusammenziehen von Muskeln
repertorisieren	= Ausfindigmachen des richtigen homöopathischen Mittels anhand von Beschreibungen der einzelnen Mittel
Sanierung	= Regeneration, Wiederherstellung der Normalfunktion
Therapie	= Behandlungsmethode, Heilverfahren
Toxine	= Gifte, zum Beispiel Ausscheidungen von Bakterien
Ovar	= Eierstock
Zahnläsion	= krankhafte Veränderung am Zahn

Literaturverzeichnis

Bock H.E., Kaufmann W. und Löhr G.W.: Pathophysiologie.
Georg Thieme Verlag, Stuttgart 1981

Boericke W.: Homöopathische Mittel und ihre Wirkungen.
Verlag Grundlagen und Praxis - wissenschaftlicher Autorenverlag,
Leer 1986

Buchwald: Impfen schützt nicht, Impfen nützt nicht, Impfen schadet.
Deutsches Journal für Homöopathie 1/89, Barthel & Barthel Verlag,
Berg 1989

Dosch M.: Bildatlas zur Technik der Neuraltherapie mit Lokalanästhetik. Haug Verlag, Heidelberg 1988

Dzurik R. et al.: Störungen des Metabolismus.
Osveta Verlag 1984

Flower Essence Society: Blütenessenzen - Repertorium ihrer
Wirkungsweisen. Verlag Herbert Thelesklav, München 1988

Horejsi J. et al.: Klinische Biochemie in der Inneren Medizin.
Gesundheitsverlag, Prag 1979

Huneke F.: Das Sekunden-Phänomen in der Neuraltherapie.
Haug Verlag, Heidelberg 1989

Imhäuser H.: Homöopathie in der Kinderheilkunde.
Haug Verlag, Heidelberg 1985

Jonas J.: Kreuzworträtsel des Lebens.
Nordtschechischer Verlag, 1990

Karlson P.: Biochemie.
Georg Thieme Verlag, Stuttgart 1980

Kent J.T.: Arzneimittelbilder.
Haug Verlag, Heidelberg 1988

205

Mezger J.: Gesichtete homöopathische Arzneimittellehre.
Haug Verlag, Heidelberg 1985

Reckeweg H.H.: Homoeopathica antihomotoxica.
Aurelia Verlag, Baden-Baden 1983

Scheffer M.: Bach Blütentherapie, Theorie und Praxis.
Heinrich Hugendubel Verlag, München 1981

Stübler M., Krug E.: Leesers Lehrbuch der Homöopathie.
Haug Verlag, Heidelberg 1988

Homöopathische Haus- und Reiseapotheke

Für die praktische Anwendung der Homöopathie habe ich für meine Patienten eine homöopathische Haus- und Reiseapotheke zusammengestellt, damit sie die Möglichkeit haben, schon bei Anzeichen von Erkrankungen akute Beschwerden selbst zu behandeln. Diese Apotheke enthält in einer Taschenpackung 60 übersichtlich angeordnete Mittel.

Preis: 198,- DM
Bestellung:

> Puccini-Apotheke
> Josef Langstr. 25
> 8000 München 60
> Tel.: 0 89-83 25 24

Es werden Kurse für Laien organisiert, bitte fordern Sie das Seminarprogramm an bei:

> Bioinstitut
> Grünbauerstr. 1/I
> 8000 München 71
> 0 89- 79 18 550